認知症予防専門クリニック院長
広川慶裕の

「認トレ®」で防ぐ認知症

事通信社

この本を手にとった**あなた**は、
自分や大切な人が
**「認知症になるかも……」**と
心配なんですね？
大丈夫。今ならまだ間に合います。
認知症になる前段階の**MCI**
（Mild Cognitive Impairment＝軽度認知障害）なら、
**認トレ®で認知症を防げます。**
**認トレ®は脳トレに**
**食事と生活トレーニングを加え**
**進化させたものです。**
さぁ、まずは
**自分の状態を知る**ことから
始めましょう！

# 「前段階(MCI)」チェックテスト

## 思い当たることをチェック☑しましょう

### A

- ☐ 同じことを言ったり聞いたりすると周りから言われる
- ☐ きのうの夕食のメニューが思い出せない
- ☐ 別の仕事を始めると、直前にしていた仕事のことを忘れてしまう
- ☐ 知っている場所に行こうとして、道を間違えたり迷ったりすることがある
- ☐ 段取りが悪くなり、まごつくことが増えた

### B

- ☐ 長年の趣味が面白くなくなったり、やめたりした
- ☐ 何をするのも邪魔くさく、おっくうになった
- ☐ 地図を描いて説明できず、地図を説明されてもわからなくなった
- ☐ 決まった時間に決まったことをしないと気が済まない
- ☐ ニュースや新聞、雑誌に関心が薄れている

## C

- [ ] においや味がよくわからない
- [ ] ろれつが回らないことがある
- [ ] 歩幅が狭くなったり、歩くのが遅くなったりしている
- [ ] レジではお札を出すことが多く、財布に小銭が増えた
- [ ] 睡眠の質が悪くなった（寝つきが悪かったり、熟眠感が減った）

**A** ☐ 個×3点＝ ＿＿＿＿＿＿

**B** ☐ 個×2点＝ ＿＿＿＿＿＿

**C** ☐ 個×1点＝ ＿＿＿＿＿＿

合計 ＿＿＿＿＿＿

0〜4点　問題ありません
5〜10点　MCIになる前の段階です
11点以上　MCIまたは認知症の可能性があります

## 自分を知ることが第一歩

「前段階(MCI)」チェックテストの結果はどうでしたか？

「問題なし」の判定だったあなたはほっとしていますか？ それとも、「MCIまたは認知症の可能性あり」の判定が出てしまって不安でしょうか？ 「こんなはずはない！」と納得できないかもしれません。

たとえ結果が良くても、悪くても、この本を手にしたあなたはラッキーです。なぜなら現在の自分の状態を知ったのですから。意外に思うかもしれませんが、認知症の予防は第一に「**自分の状態を知ること**」なのです。

まずは自己紹介をします。私は、京都府宇治市で「認知症予防専門」のクリニックを開業している広川慶裕(よしひろ)です。宇治といったら何を思い浮かべますか？ 世界遺産の平等院鳳凰堂や宇治上神社？ でも、やっぱりお茶でしょうか。クリニックの近くにも老舗のお茶屋さんがあって、地元の人や観光客でにぎわっています。落ち着いた街並みがとても美しいところです。

2014年、私はここに認知症予防専門のクリニックを開業しました。なぜ「治療」ではなく「予防」専門なのか？ と疑問を持たれるかもしれません。その答えこそが、この本で最も伝えたいことなのです。

それは、「**認知症は、なってから治療するのでは遅い。なる前に何らかの手を打たなければいけない**」ということです。

クリニックを開業する前、私は多くの認知症の患者さんを診ていました。患者さんやご家族の苦悩を少しでも減らそうと悪戦苦闘の毎日でしたが、そんな中で私は大きな壁に突き当たってしま

いました。当時は、抗認知症薬が出たばかりで期待をよせていましたが、認知症はどれだけ治療をしても進行を遅らせるのが精いっぱいで、元の正常な状態には戻せないのです。

最近の研究で、認知症になる前段階の「軽度認知障害」（ＭＣＩ）のうちに適切な対策を行えば、認知症にならずに済む可能性があることがわかりました。このことが、私に認知症の「予防の大切さ」を強く意識させ、ＭＣＩの早期発見・早期治療を目的とした認知症予防の専門クリニックを開業するきっかけになったのです。

そして私は認知症予防に有効なトレーニングを組み合わせ、認知症を予防するためのメソッドを体系化した「認トレ®」を考案しました。
認トレ®？　脳トレじゃないの？　と思っているあなた。認トレ®と脳トレは違うんですよ。どこが違うのか？　それは、あとでお話しすることにして、まずは私のクリニックでの「認トレ®教室」について少しだけお話しさせてください。

クリニックには、待合室の隣にトレーニング室が設けられていて、週に２～３回のペースで「認トレ®教室」を行っています（現在、全国開催の準備中で東京・品川にも教室あり）。トレーニング室には歌声や笑い声が響き、みなさん楽しそうに体を動かしたりパズルを解いたりしています。参加しているのはＭＣＩの方が多く、認知症の方もいらっしゃいます。
ＭＣＩは放置していると半分の人は認知症になってしまうと言われていますが、この教室に定期的に参加されている方の多く

## 自分を知ることが第一歩

は、MCIの状態を保っており、中には正常な状態に戻った方もいらっしゃいます。認知症の方でも、3年以上も病状が進行せずに生活の質を保っている方もいらっしゃいます。

私はこの教室を開くようになって、**MCIの段階で認トレ®を正しく行うと、認知症を予防することができる**と確信しています。

ですから、私は多くの人に「認トレ®」を広めたいと思っています。ぜひ、あなたにも「認トレ®教室」に参加してもらいたいところですが、京都や品川まで来てもらうのは大変です。

そこで、認知症を予防するための基本的な知識と、認トレ®の方法を分かりやすくまとめたのがこの本です。

認知症予防は待ったなしです！　さぁ、今からいっしょに認トレ®を始めましょう。

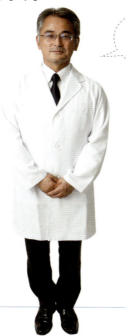

こんにちは。
広川慶裕です

認トレ
登録商標第5929815号

# 目次

「前段階(MCI)」チェックテスト……iv
自分を知ることが第一歩……vi

## 第1章　治る「前段階」、治らない認知症……1

天と地ほども違う、「前段階」と認知症 …………………………… 2
「前段階」のタイプで、どんな認知症になりやすいか分かる… 4
80歳で認知症になる人は……60代で「前段階」に!? ………… 6
「前段階」のうちに認知症への進行を抑えよう ………………… 7
「前段階」かどうか自分で気づくには？ ………………………… 9
「前段階」と言われたら幸運 ……………………………………… 11

● コラム　家族に早く検査を受けてもらうためのテクニック ……… 14

## 第2章　「前段階」を放置すると……15

「前段階」を放置すると5年で半数が認知症に！ ……………… 16
「年のせい」ではありません ……………………………………… 17
認知症の4つのタイプ …………………………………………… 19
血管の老化が認知症につながる！ ……………………………… 21
怒りっぽい人は認知症になりやすい!? ………………………… 21

● コラム　脳に病変があっても認知症じゃない!? ……………………… 23

## 第3章　脳トレだけじゃダメ！「認トレ®」のすすめ……25

脳トレが進化した認トレ® ………………………………………… 26
鍛えたい5つの認知機能 ………………………………………… 27

## 第4章　実践！今日から始める「認トレ®教室」……41

- 認トレ®3カ条……………………………………………… 43
- トレーニングの構成……………………………………… 44
- 準備体操　耳マッサージ………………………………… 45
  - ①耳をはさんで回す………………………………… 45
  - ②耳を折りたたんで押す…………………………… 46
  - ③耳を引っぱる……………………………………… 48
  - ④耳をもむ…………………………………………… 50

## 認トレ®

### ●1週目 ………………………………………………… 51
事例1　早期発見で認トレ®に取り組み、
　　　　たった6カ月でリバーターに…………………… 81

### ●2週目 ………………………………………………… 83
事例2　認トレ®だけで認知症初期からMCIに改善 …… 113

### ●3週目 ………………………………………………… 115
事例3　家族の機転とサポートでリバーターに ……… 128
事例4　家族のサポートがないと認知症の改善は難しい……… 144

### ●4週目 ………………………………………………… 149
事例5　認知症と診断されたが、実はうつ病だった……… 179

おわりに……180

# 治る「前段階」、治らない認知症

第1章

Chapter — 1

## 天と地ほども違う、「前段階」と認知症

　これから認知症の「前段階」である軽度認知障害（ＭＣＩ）についていっしょに勉強していきましょう。

　「勉強なんてイヤだ。そんなことより、認知症にならない方法を早く教えて」という人がいるかもしれません。

　でもちょっと待ってください。

　この本の後半で認知症を予防するトレーニング法をご紹介しますから、まずはＭＣＩと認知症の違いを理解してほしいのです。ちゃんと理解すればトレーニングの大切さがわかってもらえると思いますし、理解して実践すれば、それだけ効果もアップします。

　この本の制作スタッフのキョーコさん（40代女性）とおしゃべりしながら、いっしょに楽しく勉強しましょう！

　🔴 **キ** 先生、よろしくお願いします。

　最近、70代の両親のもの忘れが気になっています。「それは、この前も言ったよ！」「え？　そうだっけ……」という会話がよくあるんです。それだけじゃなくて、私も45歳を過ぎたころから人の名前がすぐに出てこないことや、「あれ？　何だっけ？」と思うことが増えました。きのうは、夕飯のトンカツを買いに行ったのにエビフライを買っちゃいましたし……。

　両親だけじゃなくて私も認知症になるんじゃないかと心配です。先生！　認知症にならない方法はありますか？

　年をとると親だけではなくて、自分のことも心配になりますね。でも、キョーコさんのトンカツは、買い物中に気が変わっただけじゃないですか……この件に関しては心配ありません。

🔴キ ……。

🔵広 認知症にならない方法があるかってことですよね。ズバリ言うと、あります！　認知症になる前には、ＭＣＩという段階があるのを知っていますか？　ＭＣＩは日常生活には問題がないくらいのちょっとしたもの忘れがある状態のことで、人によって違いますが、10〜20年かかってＭＣＩの状態を経て、認知症になると言われています。テレビや新聞でも話題になっているから、聞いたことがあるかもしれませんね。

🔴キ　ＭＣＩですか。初めて聞きました。認知症に関心を持ったのが最近のことなので……。

🔵広　キョーコさんみたいな人も多いのかもしれません。でも、そんなに難しい話ではないからご心配なく。大事なのは、**ＭＣＩのときに適切なケアを行うと「認知症を防ぐことができる」**ということです。

🔴キ　なんだか希望が湧いてきました！　じゃあ、認知症は必ず防ぐことができるんですね？

🔵広　残念ながら、必ず防げるわけではないんです。でも、ここからが大事。ＭＣＩの人はその後、
　① 認知症になる人
　② ＭＣＩの状態を維持する人
　③ 正常な状態に戻る人
の３つに分けられます。

🔴キ　私は絶対に「③正常な状態に戻る人」がいいです！

広　キョーコさんは、はっきりしていていいですね。ＭＣＩから正常な状態に戻った人をリバーターと言います。つまり、③の人です。ＭＣＩのときにケアをしてリバーターになれる割合は、14〜44％くらい。だからキョーコさんが言うように、まずはリバーターが目標ですね。でも、それだけとも言えません。②のＭＣＩの状態を維持する人になれれば、ＭＣＩでも日常生活に問題はありませんから、認知症になるよりはよっぽどいいと思いませんか？

キ　なるほど。③がベストだけど、②もすごく大事なんですね！

広　その通り。**認知症になると、どれだけ治療やトレーニングを行っても、正常な状態に戻すことはできなくて、進行を抑えるだけ**で精いっぱいになってしまう。だけど、ＭＣＩならまだ間に合う。ここがＭＣＩと認知症が、「天と地ほども違う」と言える大きな差なんですよ。

キ　なんだかＭＣＩは、認知症を予防できる"最後のとりで"みたいですね。

広　そうなんです。ＭＣＩの期間は、認知症予防が可能なゴールデンタイム。ＭＣＩの早期発見・早期治療ができるかどうかが、その後の人生を大きく左右することになります。

## 「前段階」のタイプで、どんな認知症になりやすいか分かる

キ　ＭＣＩが人生の分岐点だったとは……。知らなかった自

分が怖いですね。ほかに大切なことはありますか？

🔵広　認知症にいろんなタイプがあるように、ＭＣＩにも４つのタイプがあることは知ってほしいですね。ＭＣＩのタイプで、将来どんな認知症になりやすいかがわかりますから。

🔴キ　えっ！　それもまたビックリです。私がＭＣＩなら、どんなタイプになるんだろう……。

🔵広　ＭＣＩで同年代の人より明らかに記憶力が低下している人は、将来アルツハイマー型認知症になる可能性が高いです。「２階に上がってから、何を取りに来たか思い出せなくなった」「カギや財布をどこに置いたか忘れてしまった」というような経験はありますか？

🔴キ　父はしょっちゅうそんなことを言ってます。私もときどきそんなことがあります……やっぱり、父と私はＭＣＩでしょうか？

🔵広　キョーコさんとお父さんがＭＣＩかどうかは、きちんと診察しないとはっきりとしたことは言えませんね。ただ、記憶力の低下が気になる場合は、注意した方がいいですよ。

🔴キ　ほかにはどんな特徴がありますか？

🔵広　記憶力の低下がなくて言語能力に障害がある人は将来、「前頭側頭型認知症」になりやすいと言われていますし、言語能力以外に障害がある人は「レビー小体型認知症」や「脳血管性認知症」になりやすいと言われています。認知症について

は、またあとで説明しますね。ここでは、「ＭＣＩには４つのタイプがあって、それによって将来どんなタイプの認知症になるかがだいたいわかる」ということを覚えておいてください。

## 80歳で認知症になる人は……60代で「前段階」に！？

🔵広 ところで、人は何歳くらいで認知症になると思いますか？

🔴キ う〜ん……。認知症は80歳とか90歳のおじいちゃん、おばあちゃんがなるイメージだったんですけど。両親は70代だし、私は40代でもうすでに心配ですし……。

🔵広 認知症はお年寄りだけのものではないんですよ。65歳以下で認知症になる人もいて、若年性認知症といわれています。さすがに50歳以下で認知症になる人はほんのわずかだけれど、60代で認知症になる人はそれほど珍しくありません。実際に、私はこれまで60代で認知症になった人を数多く診察してきました。

🔴キ 60代で認知症ですか。思っていたよりもずっと早いです。

🔵広 そうなんです。ここからがまた大事なところ。さっき認知症になる10〜20年前からＭＣＩになる変化が始まっているという話をしましたね？　ということは、60代で認知症になった人の多くは、**40代からＭＣＩになっていく**という

ことになりませんか？

> 🔴キ えっ！　まさに私のことじゃないですか！！！　どどどどうしよう……先生、助けてください！！！

🔵広　大丈夫ですよ、キョーコさん。ちょっと深呼吸しましょうか。

> 🔴キ は〜、ふ〜、は〜、ふ〜、はぁ〜。

🔵広　落ち着きましたか？　じゃあ話を続けますね。記憶力や判断力などの認知機能は、40歳ごろから低下し始めます。だから、40代でMCIになったとしても、全然不思議なことじゃないんですよ。

> 🔴キ 40歳かぁ……。

🔵広　そうですね、少し早い気もしますね。でも自分の肌や髪のことを考えてみたらどうでしょう？　鏡を見て、ちょっと老けたなぁ、なんて思うことはありませんか？　見えないけれど、脳も同じ。個人差はあるけれど、**40歳を過ぎたら脳のはたらきは落ちていく**。その事実をしっかりと頭に入れておきましょう。

### ▶「前段階」のうちに認知症への進行を抑えよう

> 🔴キ 今すぐに手を打たないといけませんね。でも、MCI過

程の期間は10〜20年くらいと長いですよね？　認知症になる前の長い時間が予防できる期間なら、認知症になる人は減りそうですけど……。

🔵 いいところに気がつきました！　ＭＣＩ過程の期間はわりと長いけれど、その間にＭＣＩだと気づくことが簡単ではないんですね。というのも、もの忘れが多くなっても「年のせいだから」と見過ごしてしまうんです。たとえ、もの忘れを自覚していても「もの忘れくらいで病院へ行くのも……」と先延ばしにしてしまう。そうすると、いつの間にか５年、10年と過ぎて、待ち合わせの約束を何度も忘れるようになったり、自宅に帰れなくなったりして初めて、家族や周りの人がおかしいと感じる。そのときには、ゴールデンタイムであるＭＣＩの期間が過ぎて、高い確率で認知症になっているんです。

🔴 元に戻せるせっかくのチャンスを見逃してるってことですか。

🔵 そうなんですよ。私はこれまで多くの人を診察してきましたけど、「もう少し早く診察を受けに来てくれていたら……」と思うことが本当によくあります。「あのときすぐに病院に連れてくれば良かった」というご家族の後悔の言葉も数えきれないほど耳にしてきましたよ。だから、おかしいと感じたら、すぐ専門医に診察してもらうこと。
　ぜひ、これを多くのみなさんに、知っていただきたい。ＭＣＩを早期発見できれば、それが認知症予防のスタート地点になりますから。

## 「前段階」かどうか自分で気づくには?

🔵 残念なことに、私のクリニックには家族に連れられてしぶしぶ……といった感じで来る人が大勢います。「自分はどこも悪くないのに、なぜこんなところに連れてくるのか」と不機嫌さを隠そうとしない人も少なくありません。そういう人を診察すると、すでに認知症を発症していることが多いけれど、どうしてだと思いますか?

🔴 う〜ん……。

🔵 少し難しいかもしれませんね。理由は、認知症になると「何かおかしい」という感覚がなくなってしまうからなんです。感覚がなくなってしまうから、自分の異変がわからずに家族に連れられてしぶしぶ診察を受けに来る……ということになるんですね。
　ＭＣＩの段階では、ほとんどの人が「何かおかしい」という自覚がありますから、自分の意志でクリニックに来る人で認知症になっている人はあまりいない、というわけなんですよ。

🔴 なるほど。「何かおかしい」という感覚があるかないか。これも、ＭＣＩと認知症の大きな違いですね。

🔵 そうです。自分の感覚を大事にして、自覚があるうちに受診して検査することが、予防するうえでとても大切なことなんですよ。

🔴 すごく大切なことだから、絶対に見逃したくないです!

「何かおかしい」と自分で気づくポイントはないんでしょうか？

🔵 ポイントはありますよ！　見逃すといけないのは、「**あれ？　いつもと違う**」**という感覚**。あまりピンときませんか？　例えば、「今までは特に意識せずにできたことがスムーズにできなくなった」「これまで覚えられていたことが覚えられなくなった」と言うとイメージできますか？

🔴 何となく……わかります。

🔵 それなら、いくつか例を挙げてみますね。次の表で思い当たる項目はありますか？　もし１つでも思い当たることがあれば、頭の中で何らかの変化が起こっていると考えられますよ。

---
**思い当たることはありませんか？**
- 会話がスムーズにできなくなった
- 適切な言葉が思い浮かばない
- よく知っている人の名前が出てこない
- いつもの仕事で段取りを失敗した
- 約束の時間を間違えるようになった
- よく作っていた料理の手順を間違えた
- 置き忘れやしまい忘れが多くなった
- 寝つきが悪くなった、または熟睡できなくなった
---

🔴 これならわかりやすいですね！　両親にもこの表でチェックしてもらいます。もし……もしも、自分で気がつい

て検査を受けると決意したら、どんな病院に行くといいですか？

広　最近は認知症の専門外来として「認知症外来」「もの忘れ外来」などの診療科を設ける病院が増えてきました。でも、これらの外来を訪れるのは、ほとんどが70歳以上の高齢者です。いきなり専門外来に行くのは敷居が高いと思うなら、おすすめなのは、メンタルクリニックや心療内科、神経内科。最近は認知症やＭＣＩに対応しているところも増えていますから、「ＭＣＩかどうか診てもらえますか？」と事前に問い合わせてみるといいですよ。

## 「前段階」と言われたら幸運

キ　先生、でもやっぱり病院に行くのは怖いです。もし自分や家族が、医師から「ＭＣＩです」と告げられたらと思うと……。

広　そうですね。なかなか勇気がいることだと思います。私が患者さんに告げたときでも、
- 呆然とする
- 「そんなはずはない」と反論する
- 落ち込む

と反応はさまざまです。でも「早期発見できて良かった」と喜んでくれる患者さんは、ほとんどいません。けれども、ＭＣＩを発見できたら「幸運」だと思ってほしいんです。ＭＣＩなら認知症にならないチャンスがあるってことですから。

🔴キ 理屈はわかるんですけど……でも、やっぱり私なら、とことん落ち込んでしまいます……。

🔵広 その気持ちもよくわかります。だから、少しなら落ち込んでも構いません。けれども、できるだけ早く「早期発見できてラッキー！」と気持ちを切り替えて、前向きに予防のためのケアを始めてほしい。ＭＣＩの段階でやれることはたくさんありますから。その1つが私のおすすめする「認トレ®」なんですよ。

🔴キ 「認トレ®」ですか。初めて聞きましたけど、「脳トレ」とは違いますか？　私も両親も面倒なことが苦手で。しかも、失礼ながら本当に効果があるのか、ちょっと疑ったりして……。

🔵広 そう思う人がいるなら、不安にお答えしなくてはいけませんね。
　私のクリニックでは「認トレ®教室」を開催していますけれど、**定期的に通ってこられるＭＣＩ患者さんの、ほぼすべての人に効果が見られます。早い人では数回、遅い人でも半年続けることで記憶力が向上したり、これまで出づらかった言葉がスムーズに出てきたりする**ようになりました。

🔴キ それはすごいですね。そんなに効果があるなら、「認トレ®」は結構ハードで難しいものなんですか？

🔵広 「認トレ®」にはいろんな種類があって、自宅で座ってできるものもたくさんあります。体に負担がかかるようなトレーニングはほとんどありませんから、たくさんのトレーニ

ングを試せるといいんですけど、「これはやりたくない」と感じたものはムリにやらなくても構いません。楽しみながらできるものを選んで、生活に取り入れてください。

🔴キ　そんなに気軽にできるなら、私にも続けられそうです。

🔵広　この本をよく読んで、しっかりと理解してから認トレ®を実践すれば、必ず効果を感じてもらえると思います。「最近、もの忘れが多くなった」と感じている人も、ＭＣＩと診断されて途方に暮れている人も、この本を参考に認トレ®を始めてみませんか。

# 家族に早く検査を受けてもらうためのテクニック

認知症の患者さんのご家族に聞いた話。

「うちのおじいちゃん、何年も前からどこかおかしいと思っていたんです。なのに、いくら病院に行こうと誘っても、なかなかうなずいてくれなくて……」

家族が異変を感じていたのに、本人が検査を受けることに納得してくれなかったため、連れてくるのが遅れてしまった……。これはとても残念なことです。

「認知症かもしれないから、病院で診てもらいましょう」とストレートに言うと「私が認知症のはずはない」と怒り出したり、意固地になって拒否したりするもの。検査を早く受けてもらうには、最初の切り出し方が重要ですよ。

「40歳を過ぎたら脳の状態を調べた方がいいらしい。一度検査してみましょう」「私、最近もの忘れが多くなって心配だから診察してもらおうと思うの。あなたもいっしょに受けてくれない？」というように誘うのもいいかもしれません。

受診するときには、症状を具体的に伝えることが大切です。いつごろから、どんな症状が出ているか、どんなことに困っているかを説明できるようにしておいてください。本人の前では言いづらいこともあるでしょうし、本人が取り繕って上手に話をすることも多いですから、その場合は、メモにして受付で先生に渡すようにお願いするのもいいと思います。

検査の時期は早いに越したことはありません。タイミングをつかむか逃すか。それによって、家族とあなたの人生が大きく左右されますから、気になったらそのままにしないことが大事です。

# 「前段階」を放置すると……

第2章

Chapter ― 2

## 「前段階」を放置すると
## 5年で半数が認知症に！

🔴 認知症の「前段階」であるＭＣＩのうちにケアすることがとても大切なことは、よくわかりました。ＭＣＩ過程の期間は10〜20年と長いので、慌てず少しのんびりと対策に取り組みたいと思います。先生、今日はありがとうございました。「認トレ®」は、また次の機会に教えていただければ……。

キョーコさんは、のんびり屋さんですね。そんなこと言っていると後悔する日が来るかもしれませんよ。ＭＣＩの人は、何もしないと統計上5年後には半数の人が認知症に進んでしまいます。これは「5年間は安心」という意味ではありません。1年たつごとに10〜15％の人が認知症に進行してしまうということです。

🔴 ひぇーっ！　大変……。でも、先生は「ＭＣＩ過程の期間は10〜20年ある」とおっしゃいましたよね？

🔵 確かにＭＣＩ過程の期間は10〜20年あるんですけど、長年気づかずに認知症の一歩手前でＭＣＩと診断される人も少なくないんです。そして、進行するスピードには個人差がありますから、早い人は1年放っておくだけで認知症になってしまうんですね。

🔴 なるほど。そういうことですか。勘違いしていました……あぶない、あぶない。

🔵 1〜2年なんてあっという間ですよ。とにかく、「ＭＣＩ

と診断されて放置すると、10～15％の人は1年後に認知症になる」ということを忘れないでください。

## 「年のせい」ではありません

🔵 ところで、キョーコさんは2日前の夕食のメニューを思い出せますか？

🔴 えーと……。きのうは友達と焼肉を食べに行ったんですけど、その前の日は家で食べました……。でもメニューは思い出せません。すみません、地味な生活をしてるので、特別な日以外は思い出せないんです……。私、やっぱり認知症になりそうです。

🔵 そんなに落ち込まなくて大丈夫。さっきも話したけれど、40歳くらいから記憶力が低下し始めて、人や物の名前を思い出せなくなったり、最近経験したことの詳細を思い出せなくなったりするのが普通ですから。

🔴 本当でしょうか……。いまいち自分に自信が持てません。

🔵 大丈夫ですよ！　例えば「2日前は自宅で家族と食事をした。和食だった気がするけど、メニューは何だったかな……」というように、何を食べたか忘れてしまっても、食べたことをちゃんと覚えているようなら「加齢によるもの忘れ＝年のせい」と言えます。
　「先週は家族と伊豆へ旅行した。温泉地の旅館に泊まったけ

れど、何という旅館だったか思い出せない」という場合も、旅行して温泉旅館に泊まったことをちゃんと覚えているから、加齢によるもの忘れと考えていいんですよ。

**キ** 認知症のもの忘れとは違うんですね？

**広** そうなんです。家族みんなで夕食にすき焼きを食べたとしますね。次の日に「きのうのすき焼きはおいしかったね」と話しをします。すると、認知症の人は「きのう、私は晩ごはんを食べていない。どうして私は食べていないのか」と反応してしまう。つまり、経験したこと自体が、すっぽりと抜け落ちてしまうんです。

**キ** なるほど。何を食べたかを忘れるんじゃなくて、食べたこと自体を忘れるんですね。

**広** もう1つ大きな違いがあります。それは、「自覚があるかないか」ということ。例えば、友人と会う約束をしていたのに忘れていたとしますね。このとき、相手から連絡がきて「約束していたのにどうしたの？」と言われて、「あ！　忘れてた。ごめんなさい」と言うようなら加齢によるもの忘れ。「約束なんてしてた？」と答えるようなら、認知症によるもの忘れかもしれません。

**キ** この違いはきちんと覚えておく必要がありますね。

**広** 「経験したこと自体がすっぽりと記憶から抜け落ち」、「忘れたという自覚がない」のが認知症によるもの忘れで、「経験したことの中で、ところどころ記憶が抜け落ち」、「忘れ

た自覚がある」のが加齢によるもの忘れといえます。加齢によるもの忘れと認知症によるもの忘れには、違いがあることを分かってもらえましたか？

## 認知症の４つのタイプ

広　認知症の原因となる病気はとても多くて100種類ほどあります。そのうえ、２つ以上の病気が原因となる混合タイプもあって複雑ですが、特に多いのは４つのタイプで認知症の約90％を占めています。この４つのタイプについてご説明しますね。

### ① 少し前のことを忘れてしまう「アルツハイマー型認知症」

認知症で最も多いアルツハイマー型認知症は、少し前に聞いたことを記憶できなくなることが典型的な症状です。そのため、同じ質問を繰り返してしまいます。そして、何か失敗したとしても、それを上手に取り繕います。このように、「少し前のことを忘れてしまう」「取り繕う」のがアルツハイマー型認知症の特徴です。

アルツハイマー型認知症が起こるメカニズムは、実はまだはっきりとわかっていません。けれども、脳内にアミロイドβという異常たんぱく質が蓄積することによって脳の細胞が壊れることが原因であると考えられています。細胞が壊れると脳が萎縮して、脳のはたらきが低下してしまいます。進行したアルツハイマー型認知症の患者さんの脳を見ると、萎縮してスカスカになっています。

### ② 脳卒中が原因で起こる「脳血管性認知症」

脳卒中が原因で起こる認知症を「脳血管性認知症」と言います。日

本ではアルツハイマー型認知症の次に多い認知症です。脳卒中になると脳の血管が破れたり詰まったりして、脳に必要な血液が届かなくなり、脳のはたらきが落ちて認知症になってしまいます。

症状をひとことで表現すると「まだらボケ」です。というのも、必要な血液が届かなくなってしまった脳の場所によって症状もいろいろだからです。例えば、もの忘れはないのに言葉がうまく出て来なかったり、計算はできるけれど物事を判断することができなかったり、という感じです。

### ③　リアルな幻視が起こる「レビー小体型認知症」

レビー小体型認知症は、とてもリアルで具体的な幻視が起こるのが特徴です。例えば、自分しかいない部屋の中で「お客さんが来たから」とお茶を出したり、真っ白な壁を指して、「壁を黒い虫が這っている」と怖がったりします。レビー小体型認知症は、40歳前後で発症することも珍しくありません。

### ④　人格が変わってしまう「前頭側頭型認知症」

中年以降になってガラッと性格が変わったとしたら、それは認知症のせいかもしれません。前頭側頭型認知症は、まず脳の前頭葉・側頭葉という部位が萎縮することで発症します。40～50代の働き盛りに多く発症することも、この認知症の特徴です。

大人になってから前頭葉と側頭葉が萎縮すると理性的な行動をすることができなくなり、反社会的な行動をとるようになります。身近にいる人は「あんなに穏やかな人だったのに、暴力を振るうなんて……。性格が変わってしまった」と感じます。逆に、社交的で趣味の多かった人が、何に対しても興味を失い、家に閉じこもるようになるパターンもあります。

## 血管の老化が認知症につながる！

**キ** アルツハイマー型認知症のことは知っていましたけど、そのほかにもいろんな認知症があるんですね。認知症に脳卒中が関係しているものがあるなんて意外でした。

**広** 脳卒中を防ぐためには、生活習慣病に注意する必要がありますけど、これはどの認知症にも言えることです。脳卒中の原因となる糖尿病や高血圧、脂質異常症があると、アルツハイマー型認知症を発症するリスクは、それぞれ約2倍も高まることがわかっています。「健康診断でメタボと判定された」「血圧や血糖値、中性脂肪値が高いと言われた」という人は多いと思いますが、血圧、血糖値、中性脂肪の検査値が3つとも異常な人は、認知症になるリスクがなんと約8倍にもなります。

**キ** 8倍ですか！　検査の値が異常な人は、認知症予備群だと思って注意が必要ですね。

**広** そうですね。生活習慣病を改善しないでいると、将来認知症になる可能性が一気に高まるということを自覚しないといけません。

## 怒りっぽい人は認知症になりやすい！？

**広** 実は、性格が認知症になりやすいかどうかに影響するん

ですよ。聞いたこと、ありませんか？

🔴キ　性格ですか？　性格のいい人と悪い人ってことですか？

🔵広　性格がいい、悪いというより、「朗らかでよく笑う人」と「怒りっぽくイライラしやすい人」の比較ですね。キョーコさんは、どちらの性格が認知症になりにくいと思いますか？

🔴キ　「笑う門には福来たる」と言いますから、よく笑う人の方が認知症にならないのかしら。

🔵広　正解です！　よく笑うと免疫力が高まり、がんになりにくいと言われますが、笑うことは脳にも良い影響を与えます。特に思いっ切り笑うと全身運動にもなって血流を促しますから、体はもちろん脳の血流も増加して認知症予防にも効果があります。反対に、怒りっぽい人、イライラしやすい人は、朗らかでよく笑う人より認知症になりやすいことがわかっているんです。

🔴キ　でも、性格を変えるのって難しいですよね。怒りっぽい人はがんばって怒りを抑えないといけないですね。でも、またそれでイライラしてしまうような……。

🔵広　確かに性格を変えるのは難しいですね。そこで、おすすめなのは、できるだけ自分が好きなことに時間を使うこと。好きなことをしている時間は、楽しいし、自然に笑顔になれますから。落語やお笑いのＤＶＤなどを観て笑うこともいいですよ。その人ができることから始めればいいと思います。

## 脳に病変があっても認知症じゃない!? 〜修道女678人が参加した大規模調査「ナン・スタディ」

　以前は研究者の間でも、アルツハイマー病変によって脳が変化すると、必ず認知症になると考えられていました。その常識を覆し、大きな注目を浴びた有名な「ナン・スタディ」をご紹介しましょう。

　「ナン・スタディ」は米国ミネソタ大学の予防医学研究グループが、ノートルダム修道院の修道女たちの協力で行い、毎年認知テストや面談でデータを集め、さらに死後には脳を解剖する大規模な研究調査です。

　修道女678人が参加し、1986年の調査開始時の年齢は75〜102歳。その結果、脳にアルツハイマー病による変化が多くありながら、認知症にならなかった修道女が数％いたことがわかりました。

　参加した修道女の中で、最も有名なのがシスター・マリーです。彼女は101歳で亡くなる直前まで認知テストで高得点をとり続け、日課もきちんとこなし、コミュニケーションにも全く問題がなかったそうです。

　ところが、死後行われた解剖の結果、彼女の脳は何年も前から萎縮していて、アルツハイマー病によって変化した部位がたくさんありました。それなのに、認知症による症状は見られなかったのです。

　これは、シスター・マリーに脳血管障害（動脈硬化、ラクナ梗塞）がなかったことが大きな要因と考えられています。長年、修道女として規則正しく、健康的な生活をしてきたことが生活習慣病の予防につながったのでしょう。さらに、知的な生活で常に脳を刺激していたことも影響していると思われます。

　どんな人でも年齢とともに脳は少しずつ萎縮していきます。けれども、脳は外からの刺激に対して構造を変え、しくみを変えて機能の低下をカバーする能力を持っているのです。そして、いくつになっても、脳を積極的に使うことによって脳の退化を防ぎ、さらに強化することもできると、この研究報告は教えてくれていると思います。

# 脳トレだけじゃダメ！
# 「認トレ®」のすすめ

第3章

Chapter ─ 3

## 脳トレが進化した認トレ®

 ここまでの話はどうでしたか？　認知症の「前段階」であるＭＣＩが認知症予防のキーポイントだということはわかってもらえたでしょうか。

🍑 よ〜くわかりました！　もう少しで、せっかくのチャンス期間をボーっと過ごしてしまうところでした……。

🔵 キョーコさんにわかってもらえてうれしいですね。では、ここらからはお待ちかねの認知症を防ぐトレーニングの話をしましょう。

🍑 やった！　待ってました！！

🔵 キョーコさんは「脳トレ」のことは知っていますか？　少し前にブームになったから、やったことがあるかもしれませんね。

🍑 脳トレの本やゲームがいろいろと発売されましたよね。少しだけやったことはあるんですけど、はやっているから少し試しただけで続いていません……。脳トレが認知症の予防になるってことですか？

🔵 脳トレは脳を活性化するのに有効なものですから、パズルやドリルを楽しむのはとてもいいことだと思います。けれども、残念ながら脳トレだけで認知症を予防することは難しいんです。

🔑 認知症を予防するには、生活習慣の改善も欠かせないからですよね。さっきの先生のお話にありました。

🔵 そうなんです。長年、多くの認知症患者さんと向き合う中で、生活習慣病の先に認知症があるなら、**生活習慣を根本的に見直すことが認知症の予防になって、脳の健康を保てる**のではないかと考えました。そして、試行錯誤してできたのが、認知症を予防するためのトレーニング「認トレ®」なんです。

🔑 なるほど。先生の長年の思いが詰まっているんですね。「認トレ®」、すごく気になります!

🔵 認トレ®にはいろいろなプログラムがあるけれど、その大きな柱は「**知的トレーニング**」「**身体トレーニング**」「**食事トレーニング**」「**生活トレーニング**」の4つ。この4つのトレーニングを毎日バランス良く行うことが、認知症の予防効果を上げるポイントです。

## 鍛えたい5つの認知機能

🔑 先生、早くトレーニングを始めてください!

🔵 その前に、認トレ®で何が鍛えられるのかについてお話ししましょう。もう少しだけ、私の話にお付き合いください。

🔑 認トレ®で鍛えられるもの……ですか。

🔵広　認トレ®では、老化で低下しやすい5つの認知機能（記憶力、遂行力、計算力、判断力、言語力）を鍛えて向上させることを目指しています。5つの認知機能を簡単に説明すると、
　　記憶力：物事を覚えておくための力
　　遂行力：計画を立てて物事を成し遂げるために必要となる力
　　計算力：数を認識して計算する力
　　判断力：年月日や自分の状況を把握したり、目から入った
　　　　　　情報からイメージをつかんだりする力
　　言語力：言葉や文字を理解し、コミュニケーションをとる力
ということだけれど、わかりますか？

🔴キ　何となくわかるんですけど……少しイメージしづらいですね。

🔵広　それなら、買い物に行ってから料理をするときのことを思い浮かべてみましょうか。
　献立を決めずにスーパーへ行ったキョーコさんは、鮮魚売り場で「おすすめの品」になっているエビを見て天ぷらを作ろうと決めたとしますね。「油はあるけど、てんぷら粉が切れていたな」と記憶をたどって、てんぷら粉を探してカゴに入れる。「天ぷらだけじゃ寂しいから、おそばも茹でるかな……。おそばは買い置きがあったはず……」なんてことも考えながら、最後にレジへ行ってお釣りがぴったり100円になるように小銭を交えて支払う。

🔴キ　特別な行動ではないですよね？

🔵広　普段、誰もが何気なく行っていることなんだけれど、認知機能が低下すると、それが変わってしまいます。まず、遂

行力が低下すると、計画を立てて実行することができなくなるから献立を決めることが難しくなる。スーパーでエビを見ても、天ぷらと結びつけることができなくなってしまう。たとえ、誰かが材料をそろえてくれたとしても、どのように料理をすればいいかわからなくなるんです。料理をきちんと仕上げることができず、例えば、天ぷら粉をつけたエビを焼いてしまったり……。

> キ　天ぷら粉で焼いたエビですか。

広　次に、判断力が低下すると、今自分が夕食のために買い物をしているという状況が把握できなくなるから、夕食の材料とは関係ないものばかり買ってしまう。記憶力も低下していると、家に何がストックしてあるかを思い出せないから、油はあるのにまた買ってしまって、家に大量の油が並ぶ……ということになります。

> キ　なるほど。普段、意識していなくても、私たちはいろいろと脳を使っているんですね。

広　そうなんですよ。そして、計算力が低下すると小銭を使うことが難しくなり、レジでお札ばかり出すようになってしまいます。だからお財布が小銭でパンパンになっている人は要注意かもしれませんね。

> キ　私の父がそうです。買い物するときは1万円札を出して、小銭はほとんど使っていないと思います。計算力が落ちているのかな……。

🔵 心配だったら、お父さんにも認トレ®をすすめるといいですよ。繰り返しになりますが、認知機能が落ち始めたばかりなら認トレ®で認知機能の低下を抑えたり、向上させたりすることは十分可能ですから。

　一日でも早く認トレ®を開始して、5つの認知機能の低下を防ぐことが大事です。

🔴 そうですね。いっしょにがんばりたいと思います！

🔵 ここまでで、大切なことのほとんどはお話ししました。少し長くなりましたけど、ここからはトレーニングの話に入りますね。認トレ®の4つの柱「知的トレーニング」「身体トレーニング」「食事トレーニング」「生活トレーニング」について説明しますよ。

## ● 知的トレーニング

🔵 日常生活をスムーズに送るためには認知機能をしっかりと保つ必要があることはおわかりいただけたと思います。その大切な認知機能を鍛えるのに効果的なのが「知的トレーニング」です。クイズやドリルのようなもので脳を刺激するんですけど、第4章から始まるトレーニングの前に、どんな知的トレーニングを行うかについて簡単にまとめます。

① 記憶力

　認知症によって最初に衰えるのが、中程度の長さ（数分前から数カ月）の「近時記憶」。「自分が子どものころ人気があった歌手の名前はすぐに思い出せても、1日前にテレビで歌っていた、最近人気の歌

手の名前が思い出せない」ということはありませんか？　これは、近時記憶が低下することで起こる現象です。
　文章や単語、写真を覚えてから、数分程度の時間をおいて、その後に思い出すことで記憶力を効果的に鍛えます。

② 　遂行力
　遂行力が衰えると、物事の計画を立てて最後まで行う力が低下します。文字の順番を並べ替えて単語を作ったり、バラバラにした漢字を組み合わせて熟語を作ったりする問題を最後まで完成させることで遂行力を鍛えます。

③ 　計算力
　足し算や引き算だけでなく、時間、距離などの計算問題で、計算力を鍛えます。日ごろから頭の中で計算する癖をつけて、買い物するときや食事で割り勘にするときなどは、暗算すると脳が刺激されます。

④ 　判断力
　判断力が衰えると、自分が置かれた状況を把握できなくなったり、目から入った情報からイメージをつかんだりすることが難しくなります。バラバラに配置された数字や文字を素早く見つけたり、図形の中から異なるものを見つけたりすることで判断力を鍛えます。

⑤ 　言語力
　言語力が衰えると、書いてある文字や文章の意味が理解しづらくなったり、人との会話がスムーズにできなくなったりします。言語力の低下を防ぐには、文章を書いたり読んだりすることが有効ですし、積極的にコミュニケーションをとることも大切です。漢字や熟語を使った問題で言語力を鍛えます。

## ● 身体トレーニング

**広** 続いて、身体トレーニングについて説明しましょう。

**キ** 運動が認知症予防にもなるんですよね。どんなトレーニングか気になります！

**広** ウォーキングやジョギングなどの有酸素運動をすると、体がポカポカしてきますよね。これは体に酸素がとり込まれて血流が良くなるからなんです。そして、体の血流が良くなるだけではなくて脳の血流も促される。脳の血流が良くなると脳にも十分な酸素や栄養が行き渡って脳の活動レベルが上がるというわけです。

**キ** それなら、反対に運動不足だと認知症になりやすいってことですか？

**広** その通りです。体力維持や減量のためだけじゃなくて、運動は脳にも大切なことなんですよ。ところで、キョーコさんは年をとると脳細胞の数は減っていくと思っていませんか？

**キ** えっ！　そうじゃないんですか？

**広** 以前は研究者の間でも、年齢とともに脳細胞は減ると考えられていましたけど、動物実験で老齢マウスに運動させると、新しい脳細胞が生まれることが明らかになりました。
　つまり、運動すれば、いくつになっても脳細胞を増やすことができるんですよ。

🔴キ　それはすごくいいことを聞きました！　すぐに運動を始めます！！

🔵広　そのやる気がスバラシイ！　身体トレーニングでは、複数の動作を一度に行う「デュアルタスク」が効果的です。

🔴キ　デュアルタスク……ですか？

🔵広　デュアルタスクは、同時に2つのことを行うこと。キョーコさんは学生のころ、テレビを観たりラジオを聴いたりしながら勉強していると「勉強に集中しなさい」と注意されたことはありませんでしたか？

🔴キ　音楽を聴きながら勉強していて母からよく注意されましたね。

🔵広　それもデュアルタスクですよ。デュアルタスクを行うとき、脳の中では何が起きていると思いますか？　実は、脳が「混乱」しているんです。

🔴キ　脳が混乱ですか。あまり良さそうな感じはしませんけど……。

🔵広　混乱は脳にとって悪いことではないんですよ。それは、混乱を整理するために脳が活性化されるからです。身体トレーニングでは、歌いながら体を動かしたり、数を数えながら左右の手をずらして動かしたりして、いっしょにデュアルタスクを楽しみましょう。最初は戸惑うかもしれませんが、続けていくうちにスムーズに動かせるようになりますからね。

## ● 食事トレーニング

🔵 生活習慣病と認知症がつながっていることはお話ししましたね。生活習慣病を予防するためにも食事はとても重要です。ところでキョーコさん。次のような食事をどう思いますか？
　① 肉はあまり食べずに、野菜中心の食事にしている
　② 太るから油は極力控えている

　🔴 どちらも健康のために良さそうですね！　私もなるべくなら油はとりたくないと思っています。

🔵 実はこのような食事は、認知症の予防という観点からはあまり望ましくない食事なんです。

　🔴 えっ、どうしてですか？

🔵 まず、①について説明しますね。野菜をたくさん食べるのはいいことだけど、野菜ばかりで、肉や魚などのたんぱく質が不足していませんか？　たんぱく質は壊れた細胞を修復するのに欠かせない栄養素です。脳の細胞も日々壊れて修復されていきますから、細胞の材料となるたんぱく質をしっかりとらないと、脳のはたらきを保つことはできないんですよ。

　🔴 なるほど。野菜にばかり気をとられていると、たんぱく質不足になってしまうんですね。

🔵 野菜はもちろん大事だけれど、肉や魚も忘れてはいけません。ちなみに、1日に必要なたんぱく質量はどれくらいだ

と思いますか？

> 🔴キ　必要な質量ですか。私はお肉はたくさん食べますけど、魚はほとんど家では食べませんね……。魚もさばけませんし……。

🔵広　キョーコさんは、お料理が苦手ですか。1日に必要なたんぱく質量は、体重60kgの人で60〜90g。ただし、ここで注意したいのは、肉100g＝たんぱく質100gではないということ。ちなみに、豚ヒレ肉100gで22.8g、卵1個で6gのたんぱく質しかとれません。だから、意識してたんぱく質をとらないと、必要量を摂取できないんですよ。

> 🔴キ　100gで22.8gですか！　思ったよりずいぶん少ないです。たんぱく質は意識してとらないと不足してしまうなんて、考えてもみませんでした。それに比べて、②の油は、やっぱり体に悪そうですけど……。

🔵広　「油は太るし、生活習慣病の原因にもなる」と多くの人は考えていますよね。それは間違いではありません。コーン油、大豆油、紅花油などの植物油や肉の脂身は、肥満や生活習慣病を招くといわれていて、とり過ぎる傾向がありますから、控えてほしい油。けれども、油にもいろんな種類があって、体にもたらされる影響も異なるんです。

> 🔴キ　ということは、体にいい油もあるんですか？

🔵広　そうなんですよ。覚えてもらいたい油が2種類あります。それは「オメガ3系の油」と「MCTオイル」。オメガ3系

の油には、えごま油、亜麻仁油、魚に多く含まれるＤＨＡ、ＥＰＡなんかがあります。最近は、えごま油や亜麻仁油はスーパーの棚にも並ぶようになりましたから、使っているという人も多いかもしれませんね。

　オメガ３系の油は動脈硬化や心筋梗塞のリスクを下げて認知症やうつ病の改善にも効果的ですから、積極的にとってほしい油。オメガ３系の油は熱に弱いから調理には向かないけれど、スープやみそ汁に加えるだけなら問題ありませんよ。

　キ　もう１つの油、「ＭＣＴオイル」って何ですか？　聞いたことないですね……。

広　ＭＣＴオイルは中鎖脂肪酸という油。オメガ３系の油と比べると、まだあまり知られていないかもしれませんね。ＭＣＴオイルは素早く脳に届いてエネルギーとなり、脳のはたらきを助けてくれます。ちなみに私も、毎朝ＭＣＴオイルをコーヒーに入れて飲んでいますよ。

　キ　油だからといって避けないで、体や脳に良い油を選んで積極的にとることが大切なんですね。先生、これは認知症には関係ないかもしれないんですけど気になっていることがありまして……。

　最近、ダイエットをしている友達の間で糖質制限が流行しているんですけど、糖質制限は認知症予防からみてどうなんでしょうか？

広　糖質制限のことは、よく耳にしますね。私は、ある程度の糖質制限はした方がいいと考えています。糖質をとり過ぎると生活習慣病の原因になりますから。生活習慣病が認知症

のリスクを高めることは説明しましたね。だから、白米なら1食当たり茶碗に軽く1杯程度（約150g）に抑えるくらいがちょうどいいですよ。外食するときも、「ご飯は少なめに」と付け加えることを忘れないようにしましょう。

　🅚　そうでした。認知症は生活習慣病と関わりがあるんでしたね。ほかに食事で気をつけることはありますか？

🅗　それは、脳がエネルギー不足にならないよう、手助けをするビタミンやミネラルをしっかり補給すること。とはいえ、栄養バランスに気を使っていても、通常の食事だけで必要量を賄うのは難しいです。足りない分はサプリメントを利用するのもいいと思います。

　🅚　サプリメントならお手軽ですね。でも、少しはお料理もしないと……。

🅗　食事トレーニングでは、高タンパク・高必須脂肪酸、高ビタミン・ミネラル、低糖質の食事に役立つ情報をまとめていますから、キョーコさんの手助けにもなると思います。
　食材の組み合わせや調理の仕方など、ちょっとしたポイントを覚えるだけで、毎日の食事も変わりますよ。

● **生活トレーニング**

　🅚　「生活トレーニング」は、いまいちイメージが湧きません……。

🅗　難しく考えなくていいですよ。生活のトレーニングは簡

単にいうと、認知症の予防になることを生活の中に取り入れましょう、ということです。といっても、特別なことを行うわけではありませんよ。生活に新しい習慣を取り入れたり、ちょっとした工夫をしたりして、負担がかからない範囲でやればいいんですから。

> 🔴 新しい生活習慣ですか。あまり思いつきませんけど、例えばどんなことがありますか？

🔵 私がおすすめするのは、文章の音読や書き写しです。新聞を毎日読む人は多いですね。もちろん新聞を読むだけでも脳にはいいけれど、声に出して読むとさらに脳は活性化されます。記事を書き写すことも、読む＋書くというデュアルタスクになるんですよ。コラムなら600字程度ですから、あまり負担にならず、毎日続けられるんじゃないかと思います。

> 🔴 何だか面白そうですね。ほかにはどんなトレーニングがありますか？

🔵 キョーコさんは日記を書いていますか？

> 🔴 毎年、書き始めだけはきっちり書くんですけどね……いつも日記帳をムダにしています。

🔵 三日坊主ですか……。日記を書くのは、今日あったことを思い出しながら文章を書くというデュアルタスクですから、とても脳にいいんですよ。毎日２〜３行くらいで十分ですし、数日書くのを忘れたとしても、数日前のことを思い出しながら書くことで記憶力が鍛えられて脳が活性化されますよ。

🔴キ　なるほど。脳の活性化という目的があれば続けられるかも。書き忘れても、記憶力を鍛えていると思って思い出して書けばいいですし……。日記ってすごいんですね！

🔵広　ほかには、テレビを観るときも画面だけを追わないで、同時に洗濯物をたたんだり、アイロンがけをしたりしてデュアルタスクを心掛けると脳には良い刺激になります。第4章では、おすすめの生活トレーニングをご紹介しますから、いろいろとトライしてみてください！

実践！
# 今日から始める「認トレ®教室」

第4章

1週目

2週目

3週目

4週目

Chapter —— 4

いよいよ「認トレ®」が始まります。認トレ®は、知的・身体・食事・生活トレーニングの4つを柱としていることはお話ししましたね。これから実践してもらう「認トレ®」も、1日に行うトレーニングを、知的・身体・食事・生活の4つのトレーニングで構成しています。最後まで続けると、7日×4週間＝28日分のトレーニングができます。1日のトレーニングは、10分くらいでできますから、まずは1週間を目標に続けてくださいね。

　それでは、次の「認トレ®3カ条」を心掛けて認トレ®を始めましょう！

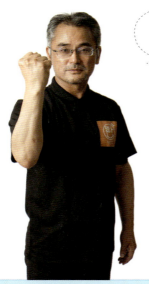

いっしょに
楽しみましょう

## 認トレ®3カ条

### 1. 脳を喜ばせるべし

　大切なのは、認トレ®を楽しむこと。「トレーニングなんてほんとはイヤだけど、認知症になりたくないからやろう……」なんて思いながら行うと、かえってストレスになってしまいます。
　喜びや楽しいという感情を支配している脳の部位は、認知機能に大きな関わりがあるので、楽しんでトレーニングすると脳が刺激されて認知機能を効率良く高めることができますよ。

### 2. 脳を混乱させるべし

　失敗しても落ち込まないこと。問題が解けなかったり、体が思うように動かなかったりしても、「こんなにできないなんて、自分はダメだ」とクヨクヨしないでくださいね。うまくいかないとき、脳は「混乱」しています。その混乱を整理しようとするときに、脳は大きく活性化されるんですね。だから、「できること」よりも「トライすること」が大切なんです。

### 3. ほどほどにがんばるべし

　1日のトレーニングは決められた分だけを行うこと。トレーニングはまとめて行っても意味がありません。毎日、コツコツと積み重ねて行うことが大切です。体調が良くて余力があるときには、トレーニングを復習したり、アレンジを考えてみたりして楽しんでください。また、疲れているときはトレーニングをムリに行わず、疲れがとれてから再開してくださいね。

# トレーニングの構成

1日のトレーニングは、知的・身体・食事・生活トレーニングの4つがセット。トレーニングの最後にある、起床・就寝時間、きのうの夕食、ひとことなどのメモは、日記として活用してください。

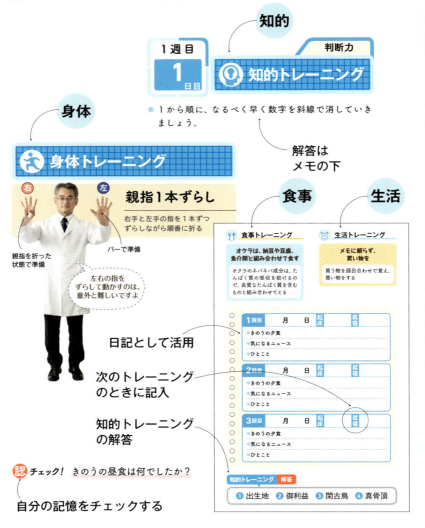

**知的**
1週目 1日目 知的トレーニング　判断力
・1から順に、なるべく早く数字を斜線で消していきましょう。

解答はメモの下

**身体**
身体トレーニング
親指1本ずらし
右手と左手の指を1本ずつずらしながら順番に折る
右：親指を折った状態で準備
左：パーで準備
左右の指をずらして動かすのは、意外と難しいですよ

**食事**
食事トレーニング
オクラは、納豆や豆腐、魚介類と組み合わせて食す
オクラのネバネバ成分は、たんぱく質の吸収を助けるので、良質なたんぱく質を含むものと組み合わせてとる

**生活**
生活トレーニング
メモに頼らず、買い物を
買う物を語呂合わせで覚え、買い物をする

日記として活用

次のトレーニングのときに記入

知的トレーニングの解答

チェック！　きのうの昼食は何でしたか？
自分の記憶をチェックする

1回目　月　日　起床　就寝
●きのうの夕食
●気になるニュース
●ひとこと

2回目　月　日　起床　就寝
●きのうの夕食
●気になるニュース
●ひとこと

3回目　月　日　起床　就寝
●きのうの夕食
●気になるニュース
●ひとこと

知的トレーニング　解答
❶出生地　❷御利益　❸閑古鳥　❹真骨頂

## 準備体操 耳マッサージ

　耳マッサージは、トレーニングの準備体操です。①回す　②押す　③引っぱる　④もむ、の4つの動作で耳をもみほぐします。

　耳をもみほぐすと、血流がアップしてトレーニングの効果が高まりますから、痛くない程度の力で耳全体をマッサージしましょう。耳がポカポカと温まるまで行ってください。

### 耳をはさんで回す

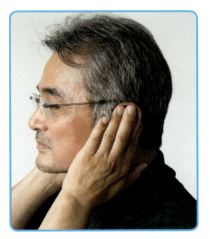

両耳を人差し指と中指ではさみ、同じ方向に数回、回す。逆方向にも同様に数回、回す

## ② 耳を折りたたんで押す

● 耳を後ろから前に折りたたむ

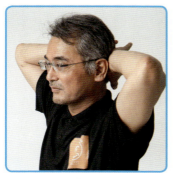

両手を耳の後ろに置く

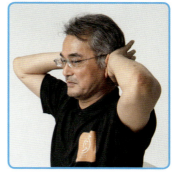

耳全体を折りたたむように、両手を前に持ってくる。耳全体を手のひらで押さえるようにして3秒止める

● 耳を上から下に折りたたむ

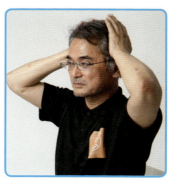

両手を耳の上に置く

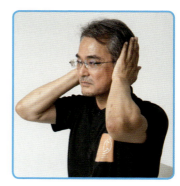

耳全体を折りたたむように、両手を下げる。耳全体を手のひらで押さえるようにして3秒止める

● 耳を下から上に折りたたむ

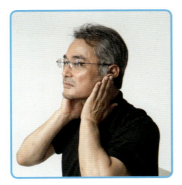 →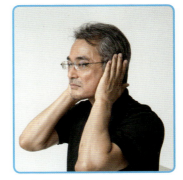

両手を耳の下に置く

耳全体を折りたたむように、両手を上げる。耳全体を手のひらで押さえるようにして3秒止める

## ③ 耳を引っぱる

● 耳を上に引っぱる

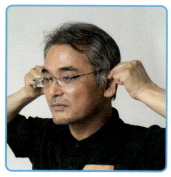

耳の上部を親指と人差し指でつまむ

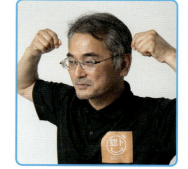

上に引っぱって離す

● 耳を横に引っぱる

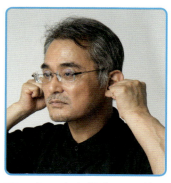

耳の真ん中を親指と人差し指でつまむ

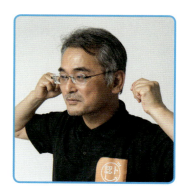

横に引っぱって離す

● 耳たぶを引っぱる

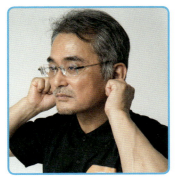 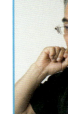

耳たぶを親指と人差し指でつまむ

下に引っぱって離す

## 4 耳をもむ

● 耳の上部をもむ

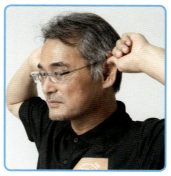

耳の上部を親指と人差し指でつまんでもむ

● 耳の真ん中をもむ

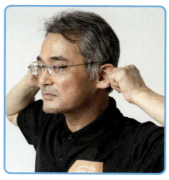

耳の真ん中を親指と人差し指でつまんでもむ

● 耳たぶをもむ

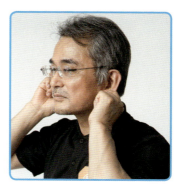

耳たぶを親指と人差し指でつまんでもむ

# 1週目 1日目 知的トレーニング 判断力

● 1から順に、なるべく早く数字を斜線で消していきましょう。

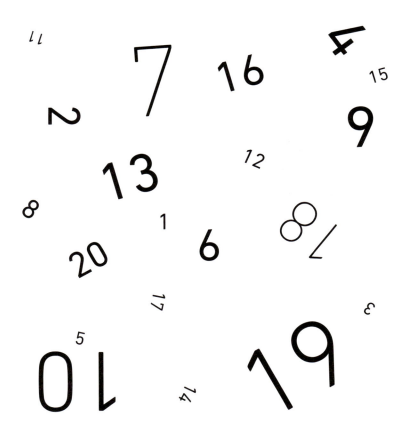

# 1日目

##  身体トレーニング

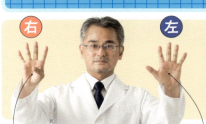

### 親指1本ずらし

右手と左手の指を1本ずつ
ずらしながら順番に折る

親指を折った
状態で準備

パーで準備

左右の指を
ずらして動かすのは、
意外と難しいですよ

**Start**

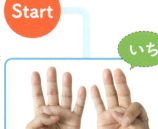

いち

左右の指を
それぞれ1本ずつ折っていく

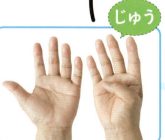

じゅう

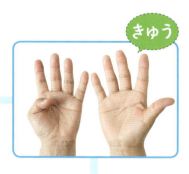

きゅう

右手は親指を折る。
スタートに戻って、
あと2セット

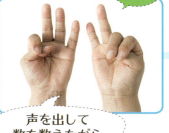 に

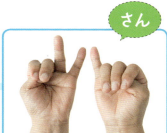 さん

声を出して
数を数えながら

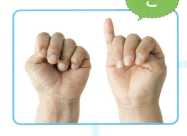 ご

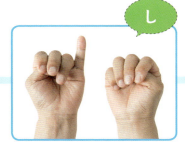 し

薬指が立ち
づらい……

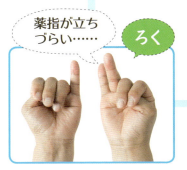 ろく

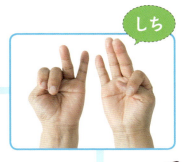 しち

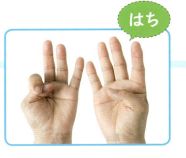 はち

**ポイント**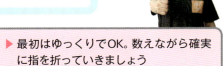

- ▶ 最初はゆっくりでOK。数えながら確実に指を折っていきましょう
- ▶ 左右の動きを替えて同じように3セット

## 1日目

 **食事トレーニング**

### ネギは、緑の部分にも栄養が豊富

β-カロテンは緑の部分に、血液をサラサラにする作用があるアリシンは白い部分に多く含まれる

 **生活トレーニング**

### テレビばかりでは、ダメ！

ラジオの日や時間を作って、テレビを控える

---

**1回目**　　月　　日　　起床　　　就寝

- きのうの夕食
- 気になるニュース
- ひとこと

**2回目**　　月　　日　　起床　　　就寝

- きのうの夕食
- 気になるニュース
- ひとこと

**3回目**　　月　　日　　起床　　　就寝

- きのうの夕食
- 気になるニュース
- ひとこと

# 1週目 2日目 — 知的トレーニング　言語力

- 下の枠から漢字を選び、3文字熟語を縦に2つ、横に1つ完成させましょう。同じ漢字は使えません。

**例題**

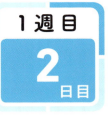

**①**

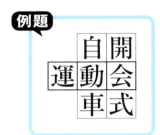

**②**

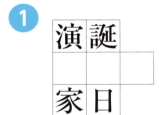

**③**

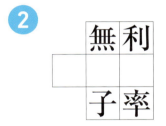

**④**

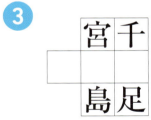

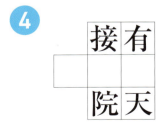

真 鳥 生 益 地 古
閑 御 骨 出 利 頂

# 2日目 身体トレーニング

## つま先かかとトントン

つま先をつける
かかとをつける

数を数えながら両足のつま先とかかとを上げ下げする。3の倍数でひざをたたく

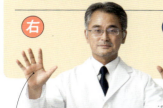

右　左

3の倍数でひざをたたく

数を数えながら足を動かして、さらにひざをたたく。大丈夫、ゆっくりでいいんです

つま先とかかとを交互に上げ下げ

つま先トントン　かかとトントン

### Start

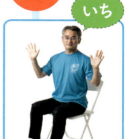

いち

両足のつま先を床にトンとつく。両手は胸のあたりに

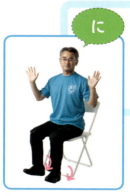

に

両足のかかとをトンと床につく

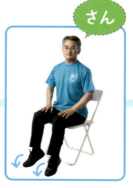

さん

両足のつま先を床につき、両手でひざをたたく

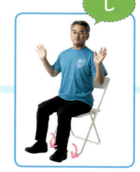

し

ご ろく しち

声も足も手も
忘れちゃダメですよ

じゅう きゅう はち

30まで続ける

さんじゅう

● 3の倍数
3 6 9 12 15 18 21 24 27 30

手足が私と同じに
なっていますか？

チェック！ きのうの昼食は何でしたか？

## 2日目

 **食事トレーニング**

**オクラは、納豆や豆腐、魚介類と組み合わせて食す**

オクラのネバネバ成分は、たんぱく質の吸収を助けるので、良質なたんぱく質を含むものと組み合わせてとる

 **生活トレーニング**

**メモに頼らず、買い物を**

買う物を語呂合わせで覚え、買い物をする

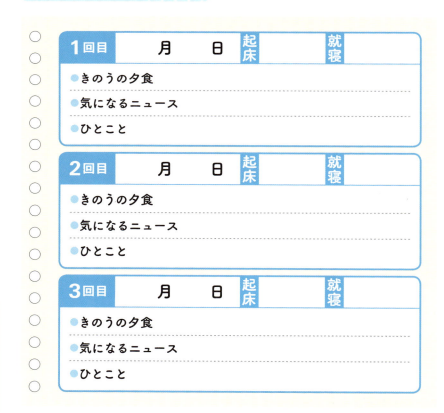

**1回目** 　月　　日　起床　　就寝
- きのうの夕食
- 気になるニュース
- ひとこと

**2回目** 　月　　日　起床　　就寝
- きのうの夕食
- 気になるニュース
- ひとこと

**3回目** 　月　　日　起床　　就寝
- きのうの夕食
- 気になるニュース
- ひとこと

**知的トレーニング　解答**

❶ 出生地　❷ 御利益　❸ 閑古鳥　❹ 真骨頂

# 1週目 3日目 　遂行力

## 知的トレーニング

● 文字を並び替えて単語を作りましょう。

**1**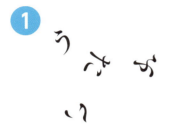

**2**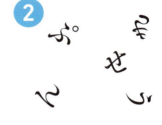

**3**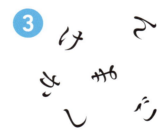

**4**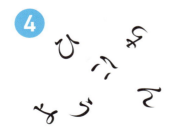

**5**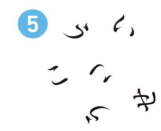

# 身体トレーニング

## 片手勝ちじゃんけん

左手をグー、チョキ、パーの順に出し、右手が勝つ

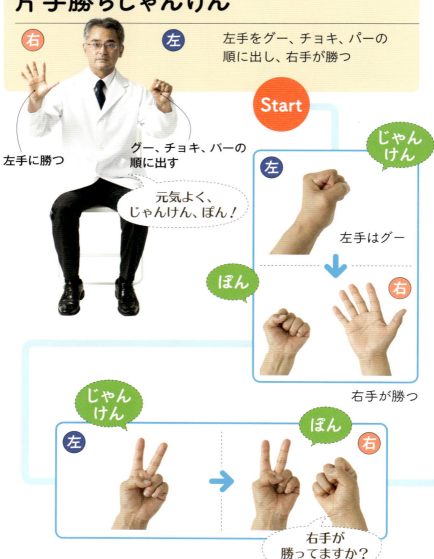

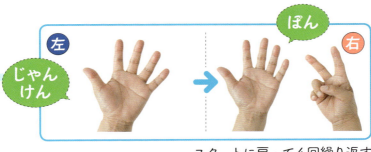

今度は、右手をグー、チョキ、パーの順に出し、左手が勝つ

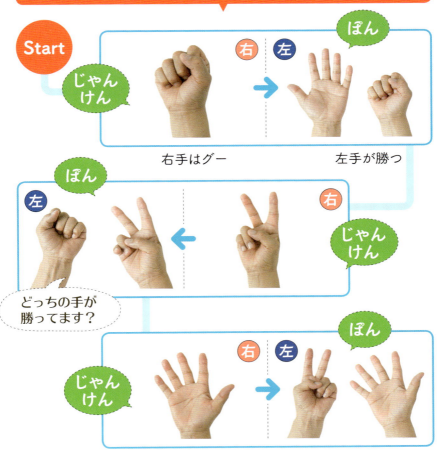

## 3日目

 **食事トレーニング**

> **食べる順番は、野菜→肉・魚→主食**
> 主食を最後に食べると、血糖値上昇を抑えられる

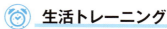 **生活トレーニング**

> **新しい刺激を受ける**
> 美術館や博物館に行ってみる

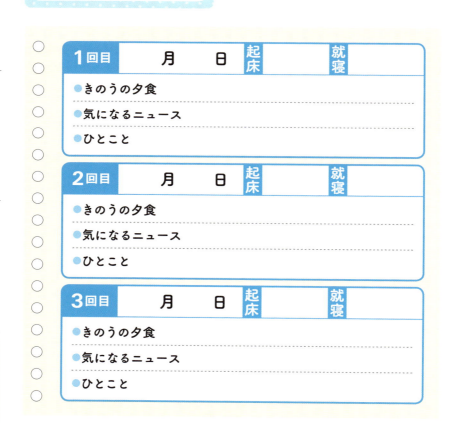

**知的トレーニング 解答**

① たいふう　② せんぷうき　③ かごしまけん
④ にちようひん　⑤ こうこうせい

# 知的トレーニング

1週目 4日目 — 計算力

□に当てはまる数字を答えましょう。

1. $3 - 1 + 5 = \square$
2. $6 \times 9 - 4 = \square$
3. $9 - 7 - 1 = \square$
4. $48 \div \square = 8$
5. $33 \times 2 = \square$
6. $8 - 2 - 5 = \square$
7. $12 + 24 - 9 = \square$
8. $6 + \square - 7 = 0$
9. $18 \div 2 \div 3 = \square$
10. $3 \times 4 \times \square = 36$
11. $1 + 10 - 2 = \square$
12. $4 \times 9 - 3 = \square$
13. $17 + 27 + 37 = \square$
14. $95 \div \square = 19$
15. $21 - 13 = \square$
16. $3 \times \square \times 7 = 105$
17. $3 - 4 + 5 = \square$
18. $101 - 9 = \square$
19. $13 - 5 + \square = 15$
20. $101 \times 5 \times 2 = \square$

4日目

## 身体トレーニング

### 足ふみ・足し算、引き算

足ふみしながら、5と7を交互に足し算、引き算していく

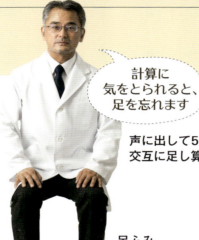

計算に気をとられると、足を忘れます

声に出して5と7を交互に足し算する

足ふみ

**Start**

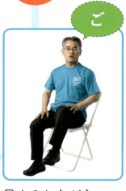

ご

足ふみしながら0＋5を答える

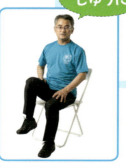

じゅうに

足ふみしながら5＋7を答える

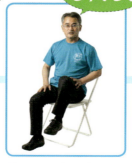

じゅうしち

足ふみしながら12＋5を答える

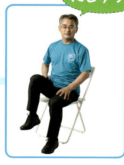

にじゅうし

足ふみしながら17＋7を答える

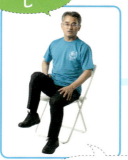

はちじゅうし

ここまでは大丈夫ですか？

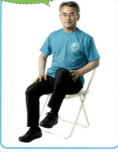

はちじゅうきゅう

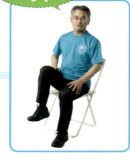

きゅうじゅうろく

足ふみしながら89＋7を答える

**Start** 次は100から7を順に引き算する

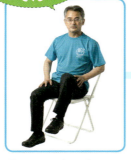

きゅうじゅうさん

足ふみしながら100－7を答える

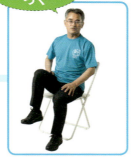

はちじゅうろく

足ふみしながら93－7を答える

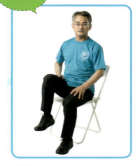

に

最後は2

- 5と7を交互に足し算（100まで）
  5　12　17　24　29　36　41　48　53　60　65　72　77　84　89　96
- 100から7を順に引き算
  93　86　79　72　65　58　51　44　37　30　23　16　9　2

## 4日目

### 🍴 食事トレーニング

**小松菜は、魚介類、レバー、干ししいたけなどと食す**

ビタミンDを含むものととると、カルシウムの吸収率が高まる

### ⏰ 生活トレーニング

**料理で脳を活性化**

魚の日を作り、自分で魚をさばいて食べる

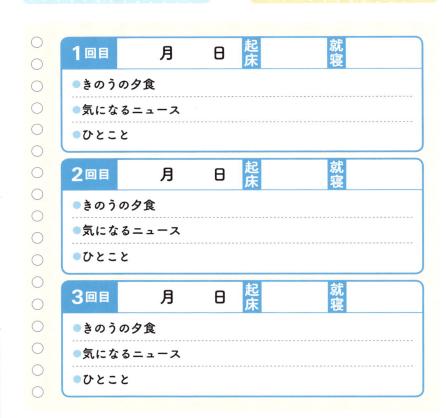

| 1回目 | 月　日 | 起床 | 就寝 |
|---|---|---|---|
| ●きのうの夕食 | | | |
| ●気になるニュース | | | |
| ●ひとこと | | | |

| 2回目 | 月　日 | 起床 | 就寝 |
|---|---|---|---|
| ●きのうの夕食 | | | |
| ●気になるニュース | | | |
| ●ひとこと | | | |

| 3回目 | 月　日 | 起床 | 就寝 |
|---|---|---|---|
| ●きのうの夕食 | | | |
| ●気になるニュース | | | |
| ●ひとこと | | | |

### 知的トレーニング　解答

❶ 7　❷ 50　❸ 1　❹ 6　❺ 66　❻ 1　❼ 27　❽ 1　❾ 3　❿ 3
⓫ 9　⓬ 33　⓭ 81　⓮ 5　⓯ 8　⓰ 5　⓱ 4　⓲ 92　⓳ 7　⓴ 1010

## 1週目 5日目 — 知的トレーニング　遂行力

● 周りの6つの漢字すべてと熟語になるように中央に漢字を入れましょう。

**例題**

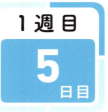

**①**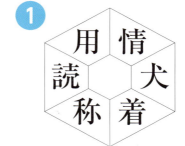

**②**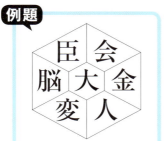

**③**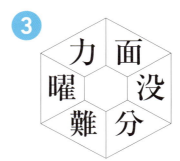

**④**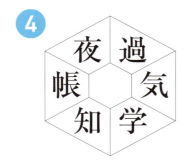

**⑤**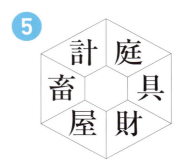

## 身体トレーニング

### 歌に合わせて・ふるさと

右　左　童謡「ふるさと」に合わせて3つの動きを順番に行う

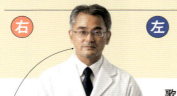

「ふるさと」を歌う

歌に合わせて
❶ひざをたたく
❷手をたたく
❸手を交差する
を順番に行う

歌の途中で動く順番が替わりますよ

**Start**

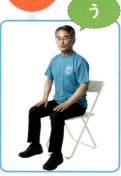
う
❶両手でひざをたたく

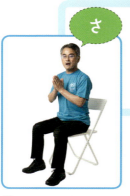
さ
❷手をたたく

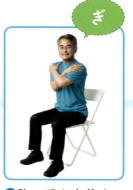
ぎ
❸胸で手を交差する

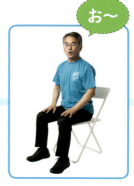
お〜
❶両手でひざをたたく

5日目

1週目

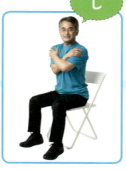

❷手をたたく　　❸胸で手を交差する　　❶両手でひざを
　　　　　　　　　　　　　　　　　　　　たたく

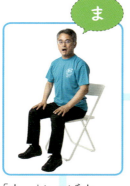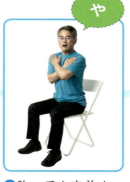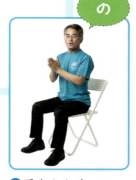

「ま〜」とのばす　　❸胸で手を交差する　　❷手をたたく
❶両手でひざを
たたく

歌うの久しぶりですか？

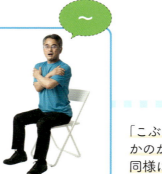

「ま〜」ののばす部分　　「ま〜」ののばす部分
❷手をたたく　　　　　　❸胸で手を交差する

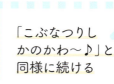
「こぶなつりし
かのかわ〜♪」と
同様に続ける

2週目

3週目

4週目

> 次の歌詞から動く順番を替える
> ①ひざをたたく→③手を交差する→②手をたたくの順番にする

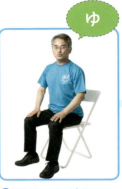

❶両手でひざを
たたく

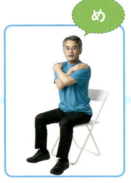

❸胸で手を交差する

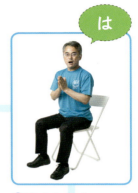

❷手をたたく

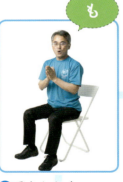

❷手をたたく。
同様に最後まで続ける

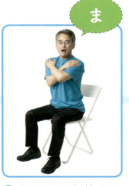

❸胸で手を交差する

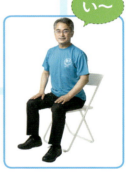

❶両手でひざを
たたく

「ふるさと〜」の
「と」ののばす部分
❷手をたたいて終わり。
2番も同様に続ける

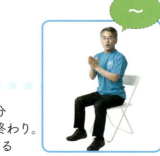

# ふるさと

❶ひざをたたく　❷手をたたく　❸手を交差する

## 1.

う さ ぎ お い し　　か の や ま〜
❶ ❷ ❸ ❶ ❷ ❸　　❶ ❷ ❸ ❶❷❸

こ ぶ な つ り し　　か の か わ〜
❶ ❷ ❸ ❶ ❷ ❸　　❶ ❷ ❸ ❶❷❸

ゆ め は い ま も　　め ぐ〜 り て〜
❶ ❸ ❷ ❶ ❸ ❷　　❶ ❸❷❶ ❸❷

わ す れ が た き　　ふ る さ と〜
❶ ❸ ❷ ❶ ❸ ❷　　❶ ❸ ❷ ❶❸❷

## 2.

い か に い ま す　　ち ち は は〜
❶ ❷ ❸ ❶ ❷ ❸　　❶ ❷ ❸ ❶❷❸

つ つ が な し や　　と も が き〜
❶ ❷ ❸ ❶ ❷ ❸　　❶ ❷ ❸ ❶❷❸

あ め に か ぜ に　　つ け て も〜
❶ ❸ ❷ ❶ ❸ ❷　　❶ ❸ ❷ ❶❸❷

お も い い ず る　　ふ る さ と〜
❶ ❸ ❷ ❶ ❸ ❷　　❶ ❸ ❷ ❶❸❷

**5日目**

 ## 食事トレーニング

### アボカドにはレモンをプラス

レモンのビタミンCが脂質の酸化を防ぎ、血管や細胞の老化を予防する抗酸化作用がアップ

 ## 生活トレーニング

### ドキドキやハラハラで脳を刺激

好きなスポーツを観戦する

---

**1回目**　　月　　日　　起床　　　就寝

- きのうの夕食
- 気になるニュース
- ひとこと

**2回目**　　月　　日　　起床　　　就寝

- きのうの夕食
- 気になるニュース
- ひとこと

**3回目**　　月　　日　　起床　　　就寝

- きのうの夕食
- 気になるニュース
- ひとこと

---

**知的トレーニング　解答**

❶ 愛　❷ 入　❸ 水　❹ 通　❺ 家

# 1週目 6日目 知的トレーニング　記憶力

● 次の単語を2分間で覚えてから、このページを見ないで紙に書き出しましょう。

| | | | |
|---|---|---|---|
| かえる | とけい | はたけ | かわら |
| もみじ | やたい | あさひ | かつお |
| しかく | きいろ | わだい | たまご |
| とまと | すずめ | つくえ | よぞら |
| きりん | いろり | つばさ | のばら |
| さしみ | かびん | いわし | えのぐ |
| てがみ | みどり | どらま | つみき |

認 チェック！ 最近、どこで外食しましたか？

## 6日目

# 身体トレーニング

## 両手で鏡文字（左手鏡）

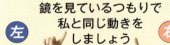

鏡を見ているつもりで私と同じ動きをしましょう

右手で文字を書くのと同時に、左手は左右対称になるように書く

大きく文字を書く

右手で書く文字と左右対称にする

自分の年齢や名前でも試してください！

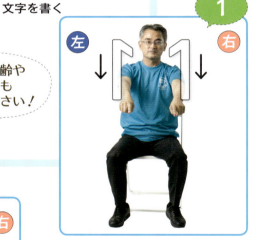

右手で「1」を書くのと同時に、左手は左右対称になるように「1」を書く

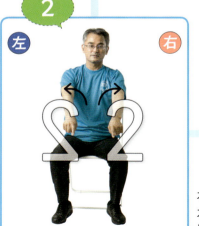

右手で「2」を書くのと同時に、左手は左右対称になるように「2」を書く

### 3

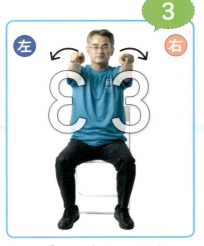

右手で「3」を書くのと同時に、左手は左右対称になるように「3」を書く

### 4

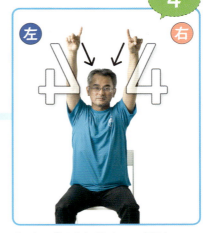

右手で「4」を書くのと同時に、左手は左右対称になるように「4」を書く。「10」まで続ける

**Start** 　今度はひらがなを書く

### あ

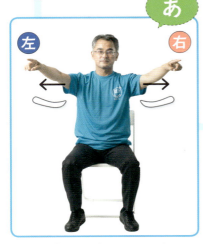

右手で「あ」を書くのと同時に、左手は左右対称になるように「あ」を書く

### あ

（私と同じ動きですよ）

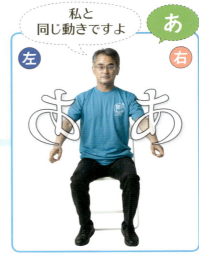

「あ」を書いたら、「お」まで続ける

**6日目**

 **食事トレーニング**

ほうれん草を食べたら、コーヒー、紅茶、緑茶などは控える

タンニンを含むものと合わせると、鉄分の吸収が低下する

 **生活トレーニング**

ストレス解消と血流アップ！

思いっ切り泣ける映画やドラマを見る

---

**1回目**　　月　　日　　起床　　　就寝
- きのうの夕食
- 気になるニュース
- ひとこと

**2回目**　　月　　日　　起床　　　就寝
- きのうの夕食
- 気になるニュース
- ひとこと

**3回目**　　月　　日　　起床　　　就寝
- きのうの夕食
- 気になるニュース
- ひとこと

---

**知的トレーニング　目安**

書き出した数
- 0〜4　がんばれ
- 5〜10　あと少し
- 11〜20　わりと、すごい
- 21〜28　すばらしい

# 1週目 7日目 知的トレーニング　計算力

● 次の文章を読んで、問いに答えましょう。

　山登りのスケジュールです。午前10時に出発して40分で標高200メートルにある最初の休憩所に到着します。ここでは15分の休憩をとってから出発します。休憩所を出発してから30分で標高275メートルの第2休憩所に到着し、ここでも15分休憩してから出発します。山頂はこの休憩所よりも100メートル高いです。第2休憩所を出発してから40分後に山頂に到着します。頂上では30分休憩してから下山します。

**1**　山頂の標高は何メートルですか。

**2**　下山し始めるのは、何時何分ですか。

認 チェック！　きのうの朝食は何でしたか？

# 身体トレーニング

## つま先かかとトントン ver.2

**右** **左**

数を数えながら両足のつま先とかかとを上げ下げする。3と5の倍数でひざをたたく

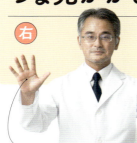

3と5の倍数のときにひざをたたく

ひざをたたく回数が増えますよ！

つま先とかかとを交互に上げ下げ

かかとトントン

つま先トントン

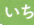
**Start**

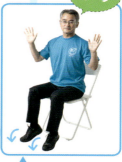
いち

両足のつま先を床にトンとつく。両手は胸のあたりに

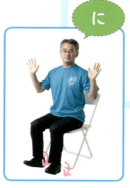
に

両足のかかとをトンと床につく

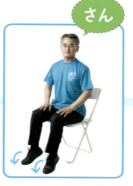
さん

両足のつま先を床につき、両手でひざをたたく

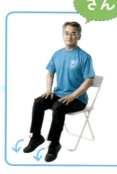
し

7日目

1週目

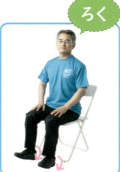
ご

ろく

しち

ひざを
たたきますよ！

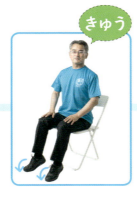
じゅう

きゅう

はち

30まで続ける

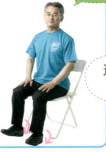
さんじゅう

連続でたたくときに
混乱しますよね

● 3の倍数
3　6　9　12　15　18　21　24　27　30

● 5の倍数
5　10　15　20　25　30

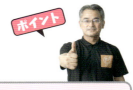
ポイント

▶ 2日目の"つま先かかとトントン"もおさ
らいしましょう

079

# 7日目

## 食事トレーニング

**だし醤油で、減塩**

かつお節、昆布、煮干しからとっただしは、うま味が豊富で塩分控えめでもおいしい。
だし醤油＝醤油1：だし1

## 生活トレーニング

**いつもと違う場所で、脳に刺激を**

スーパー、喫茶店、ドラッグストア、レストランなどいつも行くお店を違うところに変える

---

### 1回目　　月　　日　起床　　就寝
- きのうの夕食
- 気になるニュース
- ひとこと

### 2回目　　月　　日　起床　　就寝
- きのうの夕食
- 気になるニュース
- ひとこと

### 3回目　　月　　日　起床　　就寝
- きのうの夕食
- 気になるニュース
- ひとこと

---

**知的トレーニング　解答**

❶ 375メートル　❷ 12時50分

事例1

## 早期発見で認トレ®に取り組み、たった6カ月でリバーターに

**井坂文江**さん（仮名）**女性・74歳**（初診時73歳）

　井坂さんは、1人で診察を受けに来られました。来院のきっかけをお聞きすると、「MCIを取り上げたテレビをたまたま見て、もしかしたら自分も……と不安になったから」という答えでした。人の名前が出てこなかったり、約束を忘れるようになったりしたことを自覚していて、変化を感じていたそうです。

　ミニメンタルステート検査（MMSE）は27点でしたが、脳の検査で血流低下がみられたため、MCIと診断しました。

　井坂さんは認トレ®にとても熱心で、毎週欠かさず教室に参加しています。教室でよく顔を合わせる人たちとも仲良くなり、会話が弾んでいるようです。

　もともと一人暮らしでしたが、栄養士をされている妹さんと2人で暮らすようになったことも良かったのでしょう。生活習慣病を防ぐ食事メニューを妹さんが考えてくれるそうで、食生活も充実し、生活にも張りが出たようです。

　教室に通い始めて6カ月ほどがたち、MMSEで30点取れるようになったので、井坂さんはすでにリバーターになったと言ってよいでしょう。けれども、井坂さんは一度MCIになったことに不安があるようで、今でも休むことなく認トレ®教室に通い続けています。

　井坂さんは「あれ、いつもと違う」と感じたときすぐに診察を受け、認トレ®にも積極的でした。早期に発見すれば、それだけ認トレ®の効果も出やすく、短期間でリバーターになれることを証明してくれたケースだと思います。

〈ミニメンタルステート検査（MMSE）の診断について〉

　ミニメンタルステート検査（MMSE）とは、全世界で認知症の診断に使われている検査法です。
　設問は11項目あり、検査実施者が質問し、それに口頭や、書いて答えてもらう形式で行われます。

　一般的にMMSEの点数は、
　30点満点中

　　28点以上なら正常
　　24〜27点ならMCI
　　23点以下ならば認知症

と診断されることが多いのですが、私はMMSE以外の検査の結果も踏まえて、総合的に判断しています。たとえMMSEが28点以上であっても、脳に萎縮が見られたり血流が低下したりしている場合は、MCIと判断することもあります。

# 2週目 8日目 知的トレーニング　言語力

□に同じ音の異なる漢字を入れて、熟語を完成させましょう。

**例題**
通学路
片頭痛

**1**
□染症
熱血□

**2**
降水□
□金箱

**3**
□進曲
無抵□
□空機

**4**
糸□話
□道師
沈□物

**5**
□輪際
鎮□歌
□虫記

## 身体トレーニング

### 指5本ずらし

左手は小指から立てていき、右手は親指から折る

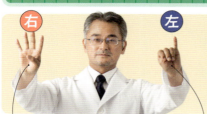

パーで準備
親指から折る

グーで準備
小指から立てる

左手に気をとられると
右手が……
気をつけて！

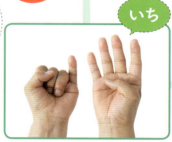

**いち**

左手は小指を立て、
右手は親指を折る

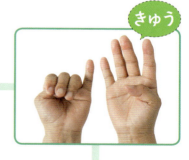

**きゅう**

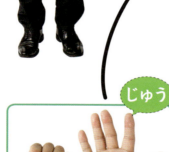

**じゅう**

スタートに戻って、
あと2セット

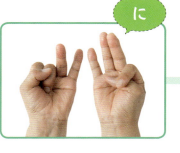
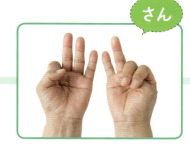

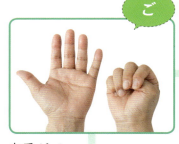
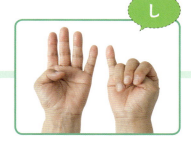

左手がパー、
右手がグーになる

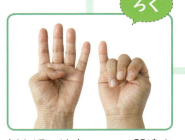
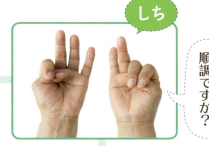

順調ですか?

折り返し地点。ここは間違えないように注意

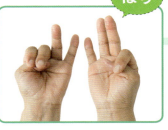

**ポイント**
- 最初は左右の指を確認しながらゆっくりと行いましょう
- 左右の指の動きを替えて、さらに3セット

085

**8日目**

 ### 食事トレーニング
**ゴマはすりつぶして食す**

ゴマの脂質はコレステロールを減らし、血液をサラサラにする。すりつぶすと効果的に栄養を摂取できる

 ### 生活トレーニング
**計算力を鍛える**

買い物や外食のときには暗算する

---

**1回目**　月　日　起床　　就寝
- きのうの夕食
- 気になるニュース
- ひとこと

**2回目**　月　日　起床　　就寝
- きのうの夕食
- 気になるニュース
- ひとこと

**3回目**　月　日　起床　　就寝
- きのうの夕食
- 気になるニュース
- ひとこと

---

**知的トレーニング　解答**

❶ 感｜漢　❷ 量｜料　❸ 行｜抗｜航
❹ 電｜伝｜殿（澱）　❺ 金｜魂｜昆

# 2週目 9日目 知的トレーニング　計算力

● 時間の足し算、引き算をしましょう。

**1** 30分 + 20分 + 30分 = □時間□分

**2** 15分 + 40分 + 35分 = □時間□分

**3** 1時間45分 + 35分 − 15分 = □時間□分

**4** 3時間20分 − 1時間45分 = □時間□分

**5** 1時間20分 − 50分 + 35分 = □時間□分

**6** 4時間52分 − 36分 + 1時間48分 = □時間□分

**7** 7時間28分 − 4時間15分 + 74分 = □時間□分

**8** 1時間9分 − 77分 + 5時間26分 = □時間□分

認 チェック！　おとといの天気はどうでしたか？

## 身体トレーニング

### つま先かかと入れ違いトントン

数を数えながら左右交互につま先とかかとを上げ下げする。3の倍数でひざをたたく

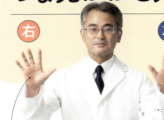

3の倍数のとき、ひざをたたく

かかととつま先の上げ下げは、左右で違いますよ

かかとトントン

つま先とかかとを左右入れ違いで交互に上げ下げ

つま先トントン

**Start**

いち
左足はつま先を床に、右足はかかとを床につける

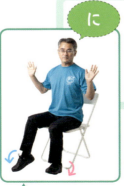
に
左足はかかとを床に、右足はつま先を床につける

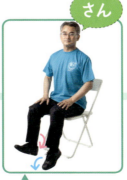
さん
左足はつま先を床に、右足はかかとを床につけ、両手でひざをたたく

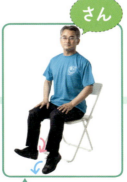
し

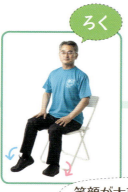
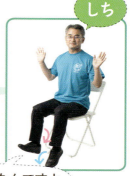

笑顔が大事なんですよ
にっこりね

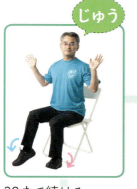
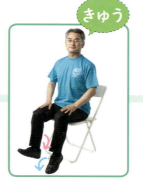
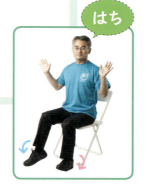

30まで続ける

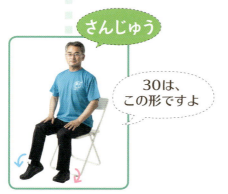

30は、この形ですよ

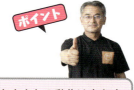

▶ つま先とかかとの動作は大きく

9日目

## 🍴 食事トレーニング

**きのこ類は冷凍して使う**

うま味成分が増えるため、減塩の効果も

## ⏰ 生活トレーニング

**思い出そうとすることで、脳に刺激を**

昔の写真などを整理したり、日記を読み返したりする

| 1回目 | 月 日 | 起床 | 就寝 |

- きのうの夕食
- 気になるニュース
- ひとこと

| 2回目 | 月 日 | 起床 | 就寝 |

- きのうの夕食
- 気になるニュース
- ひとこと

| 3回目 | 月 日 | 起床 | 就寝 |

- きのうの夕食
- 気になるニュース
- ひとこと

### 知的トレーニング 解答

1. 1時間20分
2. 1時間30分
3. 2時間5分
4. 1時間35分
5. 1時間5分
6. 6時間4分
7. 4時間27分
8. 5時間18分

## 2週目 10日目 — 知的トレーニング（言語力）

● 下の枠から漢字を選び、しりとりを完成させましょう。2文字熟語、3文字熟語が含まれています。漢字は1回しか使えません。

**例題**
音｜声 優｜秀 才 能 面｜積 年 賀 状

① 太 平 □ 食 □ 路 地 □ 表

② □ 修 正 □ 内 科 □ □ 習 慣

③ 生 □ □ 候 補 □ 器 □

④ 立 方 □ □ 児 童 □ 体 □ 言 □

⑤ 薬 □ □ 問 題 □ 会 □ 事 録

---

体　気　議　意　語　洋　道　品　聴　質
医　研　書　格　集　育　裏　案　学　具

# 10日目 身体トレーニング

## 片手負けじゃんけん

左手をグー、チョキ、パーの順に出し、右手が負ける

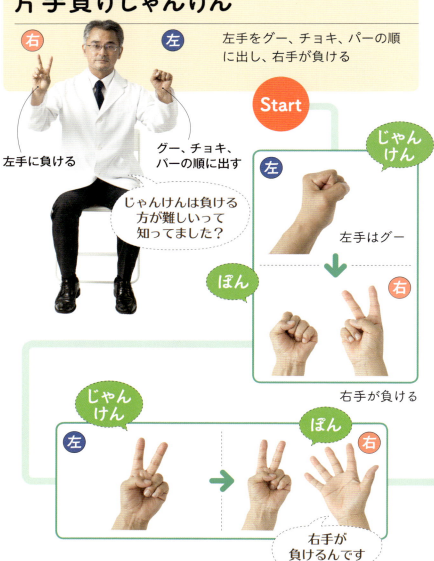

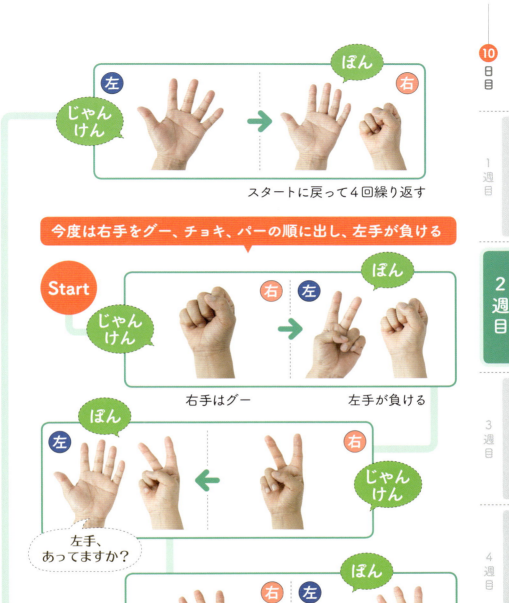

**食事トレーニング**

### ほうれん草はゴマやナッツととる

ほうれん草のビタミンCは、ビタミンEを含む食材と合わせると、抗酸化力がアップ

 **生活トレーニング**

### 記憶力を鍛える

カラオケに行ったり、歌を覚えたりする

---

**1回目**　月　日　起床　　就寝
- きのうの夕食
- 気になるニュース
- ひとこと

**2回目**　月　日　起床　　就寝
- きのうの夕食
- 気になるニュース
- ひとこと

**3回目**　月　日　起床　　就寝
- きのうの夕食
- 気になるニュース
- ひとこと

---

**知的トレーニング　解答**

❶ 洋 道 裏　❷ 研 案 医 学　❸ 意 気 聴 具
❹ 体 育 書 格 語　❺ 品 質 集 議

# 2週目 11日目

判断力

知的トレーニング

- ひらがな、カタカナが混じる50音「あ」〜「も」までで、足りないものを答えましょう（複数）。

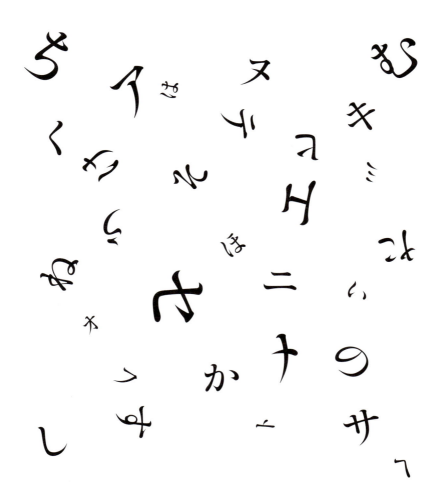

11日目

## 身体トレーニング

### 足ふみ・3の倍数

右　左　1から30まで足ふみしながら、3の倍数で手をたたく

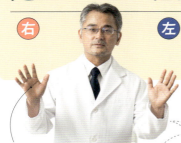

3の倍数で手をたたく

足ふみは元気よくですよ！

足ふみ

**Start**

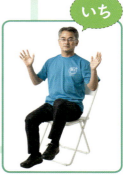

いち　足ふみ

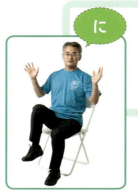

に　足ふみ

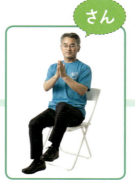

さん　足ふみしながら手をたたく

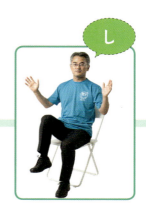

し

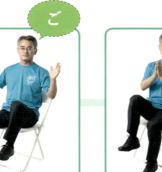
ご
足ふみ

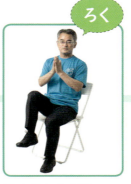
ろく
足ふみしながら
手をたたく

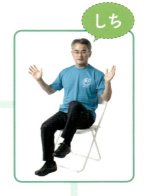
しち

11日目

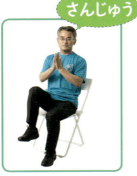
じゅう
30まで続ける

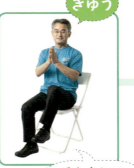
きゅう
手を忘れる
ところでした

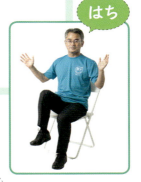
はち

2週目

さんじゅう

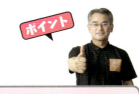
ポイント
▶ 慣れてきたらスピードを上げて
▶ 5の倍数で手をたたくパターンもやってみましょう

**11日目**

 ### 食事トレーニング

**そばは、白より黒を食す**

動脈硬化の予防や血圧の安定に有効なルチンが多く含まれる。ルチンは脳細胞の障害を防ぎ、記憶力の向上にも効果的

 ### 生活トレーニング

**ストレス解消と血流アップ！**

思いっきり笑える映画やドラマを見る

---

**1回目**　　月　　日　起床　　　就寝
- きのうの夕食
- 気になるニュース
- ひとこと

**2回目**　　月　　日　起床　　　就寝
- きのうの夕食
- 気になるニュース
- ひとこと

**3回目**　　月　　日　起床　　　就寝
- きのうの夕食
- 気になるニュース
- ひとこと

---

**知的トレーニング 解答**

こ（コ）、つ（ツ）、な（ナ）、ま（マ）、も（モ）

## 2週目 12日目 知的トレーニング　記憶力

● 次の文章を読んで、身体トレーニングの後に、問いに答えましょう。

　私、広川慶裕の一日は、コーヒーを入れることから始まります。これに良質の無塩バターとMCTオイルをそれぞれ大さじ1杯ずつ加えた「バターコーヒー」が私の朝食です。コーヒーにバター？　と言われそうですが、ブレンダーでかき混ぜると泡立ってカフェオレみたいになるんですよ。まろやかでさっぱりとした口当たりですから、バターの脂っぽさは感じません。おいしく作るコツは、良質のバターを使うことと、しっかりとかき混ぜることです。

　この「バターコーヒー」を取り入れた食事は、アメリカのセレブやシリコンバレーの起業家たちに人気のダイエット法で、私も実践中というわけです。朝はバターコーヒー、昼はチーズやゆで卵などたんぱく質メインの食事で、夕食では肉や魚、白米を少しと野菜をたっぷりいただきます。

　この食事に切り替えてから、6カ月で体重は4kg減、85cmあったウエストは80cmになりました。特別な運動はしていませんから、自分でも驚いています。体がすっきりしただけでなく、以前より疲れにくくもなって快調です！

# 身体トレーニング

## 歌に合わせて・かたつむり

右　左　童謡「かたつむり」に合わせて
チョキとグーを交互に重ねる

「かたつむり」を歌う

単純な動きをバカにしちゃいけません

歌に合わせて手を重ねる。
上の手がグー、下の手がチョキ

**Start**

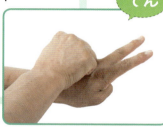

でん

右手グー・左手チョキで、右手を左手の上にのせる

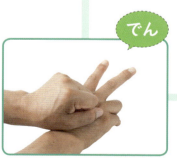

でん

右手チョキ・左手グーで、左手を右手の上にのせる

上の手はいつもグー

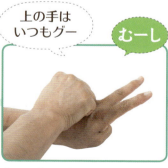

むーし

右手グー・左手チョキで、右手を左手の上にのせる

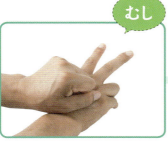

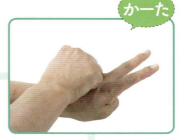

右手チョキ・左手グーで、
左手を右手の上にのせる

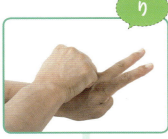

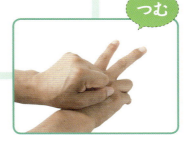

「り〜」とのばす

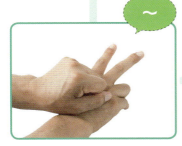

「り〜」ののばした部分

「おまえのあたまは　どこにある〜
つのだせやりだせ　あたまだせ〜♪」と
同様に続ける

> 1番の歌詞を繰り返すか、2番を続ける
> 今度は上の手がチョキで下がグー

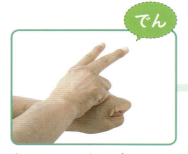

でん

右手チョキ・左手グーで、
右手を左手の上にのせる

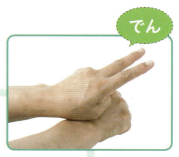

でん

右手グー・左手チョキで、
左手を右手の上にのせる

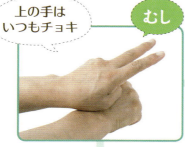

（上の手は いつもチョキ）　むし

右手グー・左手チョキで、
左手を右手の上にのせる

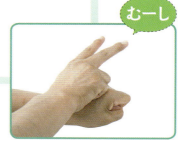

むーし

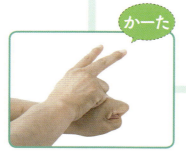

かーた

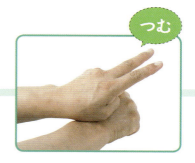

つむ

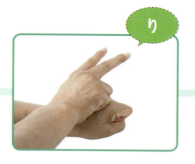 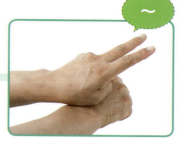

歌の最後まで続ける

## かたつむり

**1.**
でんでんむしむし　かたつむり～
おまえのあたまは　どこにある～
つのだせやりだせ　あたまだせ～

**2.**
でんでんむしむし　かたつむり～
おまえのめだまは　どこにある～
つのだせやりだせ　めだまだせ～

### 知的トレーニング　質問

1. 先生の朝食は何？
2. 先生の朝食をおいしく作るコツは？
3. 先生が実践するダイエット法はアメリカのどんな人に人気？
4. 先生が夕食でたっぷり食べるのは？
5. 先生の現在のウエストは何cm？

## 12日目

### 🍴 食事トレーニング

**緑茶は高温で入れる**

免疫力強化に有効なカテキンは、高温なほど量が増える

### ⏰ 生活トレーニング

**毎日の家事をデュアルタスクに**

家事をするときに鼻歌を

---

**1回目**　月　日　起床　　就寝

- きのうの夕食
- 気になるニュース
- ひとこと

**2回目**　月　日　起床　　就寝

- きのうの夕食
- 気になるニュース
- ひとこと

**3回目**　月　日　起床　　就寝

- きのうの夕食
- 気になるニュース
- ひとこと

---

**知的トレーニング　解答**

1. バターコーヒー
2. 良質のバターを使うことと、しっかりとかき混ぜること
3. セレブやシリコンバレーの起業家
4. 野菜
5. 80cm

## 2週目 13日目 知的トレーニング　計算力

● それぞれの計算式が成り立つように□に、＋か－を入れましょう。

**1** 7 □ 4 □ 5 □ 6 = 22

**2** 7 □ 4 □ 5 □ 6 = 2

**3** 7 □ 4 □ 5 □ 6 = 14

**4** 7 □ 4 □ 5 □ 6 = 0

**5** 7 □ 4 □ 5 □ 6 = 10

**6** 7 □ 4 □ 5 □ 6 = 4

**7** 7 □ 4 □ 5 □ 6 = 12

チェック！ 最近、読んだ本のタイトルは何ですか？

# 13日目  身体トレーニング

## 両手で鏡文字（右手鏡）

鏡を見ているつもりで私と同じ動きをしましょう

左手で文字を書くのと同時に、右手は左右対称になるように書く

**左** / **右**

大きく文字を書く

左手で書く文字と左右対称にする

右利きの人には難しいですよ！

**Start**

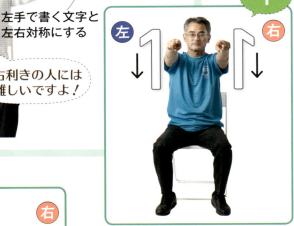

**1**
左手で「1」「2」「3」を書くのと同時に、右手は左右対称になるように「1」「2」「3」を書く

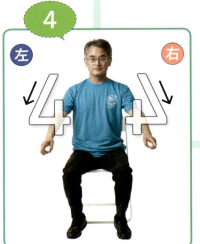

**4**
左手で「4」を書くのと同時に、右手は左右対称になるように「4」を書く

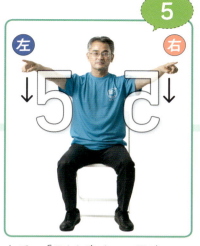

左手で「5」を書くのと同時に、右手は左右対称になるように「5」を書く

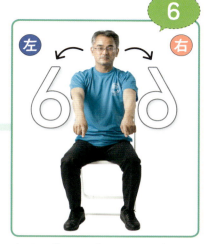

左手で「6」を書くのと同時に、右手は左右対称になるように「6」を書く。「10」まで続ける

**Start** 　今度はひらがなを書く

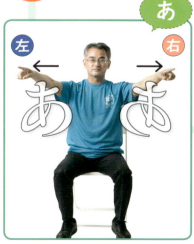

左手で「あ」を書くのと同時に、右手は左右対称になるように「あ」を書く

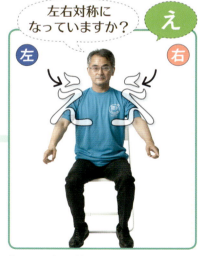

左右対称になっていますか？

「あ」を書き終えたら、「お」まで続ける

**13日目**

## 🍴 食事トレーニング

**たまねぎは切って15分置いてから調理**

血栓を予防するアリシンが壊れにくい

## ⏰ 生活トレーニング

**楽しみながら脳を活性化**

パズルやトランプ、ゲームなどをする

---

**1回目** 　月　　日　　起床　　　就寝

- きのうの夕食
- 気になるニュース
- ひとこと

**2回目** 　月　　日　　起床　　　就寝

- きのうの夕食
- 気になるニュース
- ひとこと

**3回目** 　月　　日　　起床　　　就寝

- きのうの夕食
- 気になるニュース
- ひとこと

---

### 知的トレーニング 解答

❶ ＋ ＋ ＋　　❷ － ＋ －　　❸ － ＋ ＋
❹ ＋ － －　　❺ ＋ ＋ －　　❻ － － ＋
❼ ＋ － ＋

## 2週目 14日目 知的トレーニング　計算力

● 次の文章を読んで、問いに答えましょう。

　家を出て東の方向へ50メートル歩くとA交差点があり、A交差点からカフェのある通りを北へ100メートル歩くと魚屋さんがあります。魚屋さんを西へ30メートル歩くと花屋さんがあります。花屋さんから南へ50メートル進むとB交差点に突き当たります。

1　B交差点から、カフェのある通りまでは東に何メートル歩きますか。

2　家から北へ100メートル、東に20メートル進むと何がありますか。

チェック！　きのうの夕食は何でしたか？

# 身体トレーニング

## つま先かかと入れ違いトントン ver.2

右　左　数を数えながら左右交互につま先とかかとを上げ下げする。3と5の倍数でひざをたたく

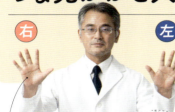

3と5の倍数のとき、ひざをたたく

集中しないと、ひざをたたき忘れますよ！

つま先とかかとを左右入れ違いで交互に上げ下げ

かかとトントン

つま先トントン

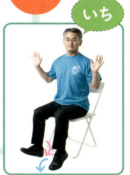

**Start / いち**

左足はつま先を床に、右足はかかとを床につける

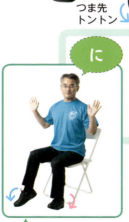

**に**

左足はかかとを床に、右足はつま先を床につける

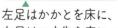

**さん**

左足はつま先を床に、右足はかかとを床につけ、両手でひざをたたく

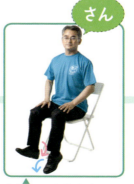

**し**

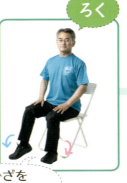
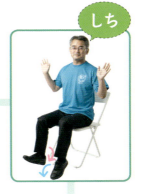

ひざを
忘れないで

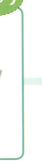
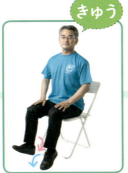
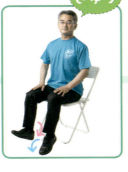
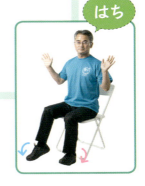

30まで続ける

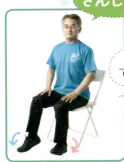

笑顔で
できましたか？

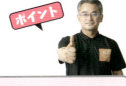

▶ 9日目の"つま先かかと入れ違いトントン"のおさらいも忘れずに

## 14日目

 **食事トレーニング**

### にんじんの生食には レモンや酢を合わせる

にんじんのビタミンCを破壊する酵素は、熱と酸で効力を失う

 **生活トレーニング**

### 計算力を鍛える

できるだけ小銭を使って買い物する

---

**1回目** 　月　　日　起床　　　就寝
- きのうの夕食
- 気になるニュース
- ひとこと

**2回目** 　月　　日　起床　　　就寝
- きのうの夕食
- 気になるニュース
- ひとこと

**3回目** 　月　　日　起床　　　就寝
- きのうの夕食
- 気になるニュース
- ひとこと

---

**知的トレーニング　解答**

❶ 30メートル　❷ 花屋さん

事例 2

## 認トレ®だけで認知症初期からMCIに改善

**坂本耕平さん**（仮名）**男性・70歳**（初診時69歳）

　坂本さんは現役時代、大手デパートに勤めており、バリバリ働くタイプのサラリーマンだったようです。65歳で定年退職した後、もの忘れがひどくなったことを心配した奥さんが、私のクリニックに無理やり連れてきたように見えました。

　「日常どんなふうに過ごしていますか」と質問しても、坂本さんはずっと黙ったまま。「なぜこんなところに連れてきたんだ」と奥さんに無言の抗議をしているかのようでした。

　診察の結果、坂本さんはMCIから認知症初期になりかけている段階でした。告知後、坂本さんはかなりショックを受けていましたが、「今の段階なら、認トレ®だけで改善するかもしれませんよ」と説明すると、興味を持ったようでした。

　その後、坂本さんは奥さんとほぼ毎週、認トレ®教室に参加するようになりました。「認トレ®の後は頭がすっきりして、気分も爽快になるんです」とうれしそうに話してくれることもありました。

　半年後の診察では、MCI初期程度にまで症状が改善。表情が明るくなり、よくしゃべるようになりました。「もの忘れが少なくなり、忘れてしまっても思い出せるようになりました」と喜んでおられます。坂本さんはリバーターへの道を確実に進んでいると言えるでしょう。

　以前は家にこもりっきりで、テレビばかり見ていたようですが、最近はよく外出するようになったそうです。このまま、ご夫婦で仲良く認トレ®を続けて、リバーターになっていただきたいと願っています。

Chapter—4

疲れたら
ひと休み……

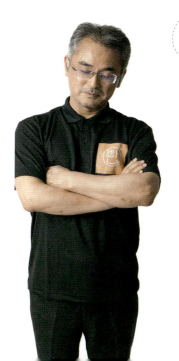

# 3週目 15日目 知的トレーニング　言語力

● □に共通する漢字を入れて熟語を完成させましょう。

**例題**

写[真]　[真]剣　[真]逆　[真]似　[真]実

① □心　□値　保□　円□　□否

② □問　共□　□閥　□科　□者

③ □心　□象　元□　□分　□圧

④ 賀□　□義　公□　是□　□確

⑤ □育　□裁　□重　液□　身□

⑥ 意□　会□　□解　□学　□物

# 身体トレーニング

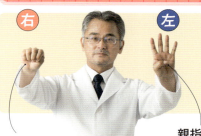

## グーパー&指折り

右手はグーパーを繰り返し、左手は順番に指を折る

グーパーを繰り返す

親指から順番に折る

グーパーの動きに反対の手がつられないように注意です！

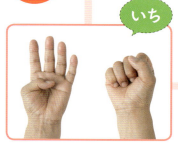

**いち**

左手は親指を折り、右手はグー

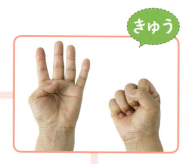

**きゅう**

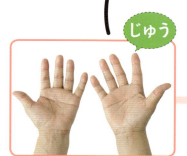

**じゅう**

スタートに戻って、あと2セット繰り返す

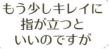

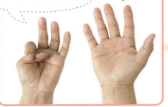

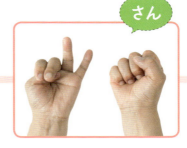

左手は人差し指を折り、
右手はパー

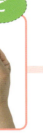

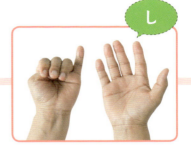

両手がグーに
なりましたか？

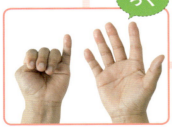

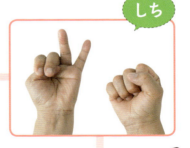

折り返し地点。ここは間違え
ないように注意

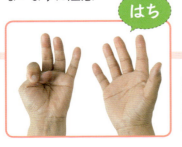

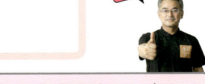

▶ 2セット目からはスピードアップで！
▶ 3セット終わったら左右の動きを逆にして、あと3セット

## 15日目

### 🍴 食事トレーニング

**じゃがいもの皮むきは、丸ごと加熱してから**

皮の部分にビタミンCが豊富なので、丸ごと加熱する方がビタミンCの損失は少ない

### ⏰ 生活トレーニング

**新しい刺激を受ける**

いつも車で行く場所へ、歩くか自転車、バスなどを使って行く

---

**1回目**　　月　　日　起床　　　就寝
- きのうの夕食
- 気になるニュース
- ひとこと

**2回目**　　月　　日　起床　　　就寝
- きのうの夕食
- 気になるニュース
- ひとこと

**3回目**　　月　　日　起床　　　就寝
- きのうの夕食
- 気になるニュース
- ひとこと

---

**知的トレーニング　解答**

❶ 安　❷ 学　❸ 気　❹ 正　❺ 体　❻ 見

## 3週目 16日目 知的トレーニング　記憶力

● 次の9枚の写真を20秒間で記憶したら、先に身体トレーニングを行い、その後で何の写真かを思い出して名前を書き出しましょう。

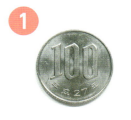
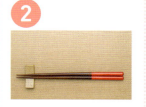
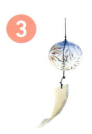
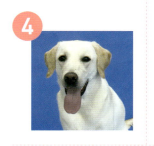
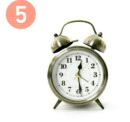
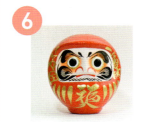
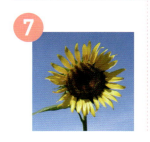
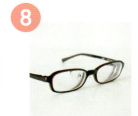
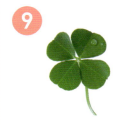

**16日目**

## 身体トレーニング

### かかと同時トントン手つき

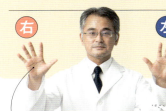

右 / 左

数を数えながら両足のかかとを上げ下げ。手は交互にひざをたたき、3の倍数では手をたたく

左右交互にひざをたたき、3の倍数では手をたたく

つま先は床につけたまま、かかとを上げ下げしますよ

両足のかかとを上げ下げ

つま先は床につけたまま

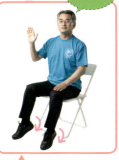

**Start**　いち

両足のかかとを上げ下げしながら、左手で左ひざをたたく

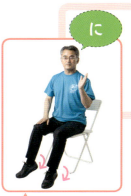

に

両足のかかとを上げ下げしながら、右手で右ひざをたたく

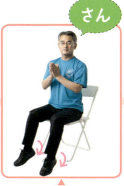

さん

両足のかかとを上げ下げしながら、手をたたく

し

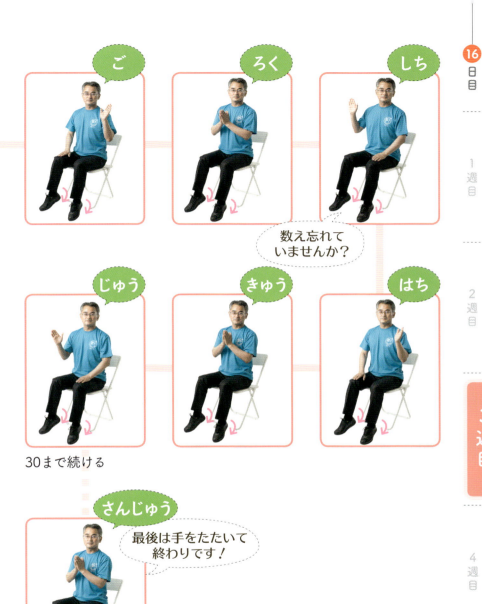

**16日目**

## 🍴 食事トレーニング

**ネギは食べる前に、細かく刻んで食す**

血液をサラサラにするアリシンが大量に生成される

## ⏰ 生活トレーニング

**美しいもので脳を喜ばせる**

花屋で花を選び、家に飾る

---

**1回目** 　月　　日　起床　　　就寝
- きのうの夕食
- 気になるニュース
- ひとこと

**2回目** 　月　　日　起床　　　就寝
- きのうの夕食
- 気になるニュース
- ひとこと

**3回目** 　月　　日　起床　　　就寝
- きのうの夕食
- 気になるニュース
- ひとこと

---

**知的トレーニング　解答と目安**

100円玉／お箸／風鈴／犬／時計／だるま／ひまわり／めがね／クローバー

**書き出した数**　● 0〜3 がんばって　● 4〜6 あと少し　● 7〜9 すばらしい

# 3週目 17日目

**判断力**

## 知的トレーニング

● それぞれ異なる図形を1つ探しましょう。

**1**

あ 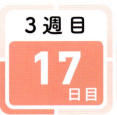  い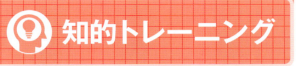

う 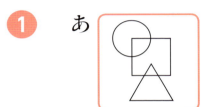  え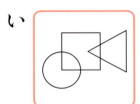

**2**

あ 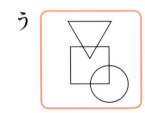  い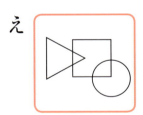

う 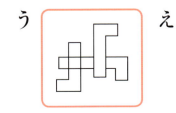  え 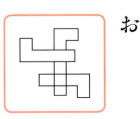  お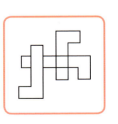

認 チェック！ 先週の日曜日は、どこに出かけましたか？

17日目

## 身体トレーニング

# 片手勝ち＆足負けじゃんけん

**右** **左**

手と足のじゃんけん。
左手はグー、チョキ、パーで
右手が勝ち、足は負ける

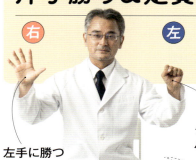

左手に勝つ

グー、チョキ、パーの順に出す

手と足のじゃんけんは、頭がこんがらがります……

左手に負ける

### 足グー、チョキ、パー

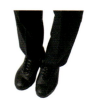
グー

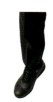
チョキ

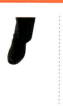

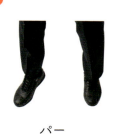
パー

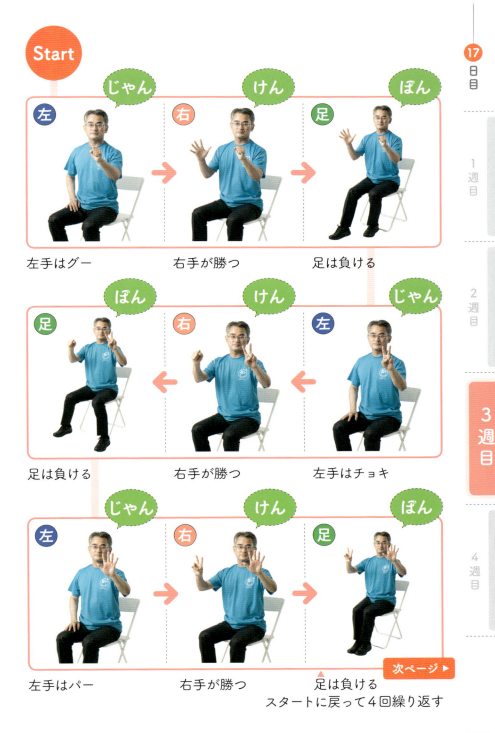

# 17日目

## 今度は、右手をグー、チョキ、パーの順に出し、左手が勝ち、足は負ける

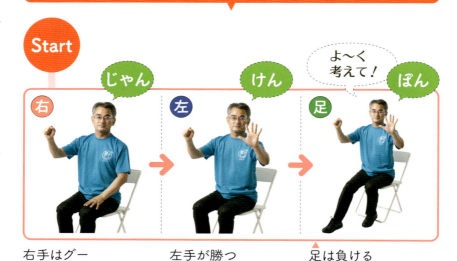

右手はグー　　左手が勝つ　　足は負ける
　　　　　　　　　　　　　スタートに戻って4回繰り返す

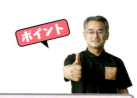

**ポイント**
▶ 慌てずにゆっくりと確実に
▶ 手足は大きく動かしましょう
▶ 10日目の"片手負けじゃんけん"をおさらいしましょう

### 知的トレーニング　解答

❶ え　　❷ お

## 食事トレーニング

**ヨーグルトは、食材と組み合わせて食す**

果物と組み合わせると、ビタミンCや食物繊維を補え、きな粉を加えるとコレステロール値を下げる。オリゴ糖を入れると、乳酸菌のはたらきが活発になる

## 生活トレーニング

**脳が活性化するだけでなく、旬の素材で栄養価もアップ**

旬の食材を使って、新しいレシピを考えて作る

---

### 1回目　　月　　日　　起床　　就寝

- きのうの夕食
- 気になるニュース
- ひとこと

### 2回目　　月　　日　　起床　　就寝

- きのうの夕食
- 気になるニュース
- ひとこと

### 3回目　　月　　日　　起床　　就寝

- きのうの夕食
- 気になるニュース
- ひとこと

## 事例 3 家族の機転とサポートでリバーターに

**桜田康夫**さん(仮名) **男性・72歳**(初診時70歳)

　桜田さんは現役で活躍するIT企業の社長さんで、1年前に奥さんと来院されました。

　「現在困っていることはありますか」とお聞きすると、「最近入社した社員の名前がどうしても覚えられない」と言います。桜田さんの会社の社員数は150人ほど。これまでは全員の顔と名前を難なく憶えていたのですが、ここ数年に入社した社員の名前が、どうしても覚えられないと言うのです。

　診察の結果はMCIでした。

　「認トレ®教室に参加してみませんか」とお誘いしたところ、「あ あいうのはどうも……」と乗り気ではありません。60〜70代の男性の中には、集団で運動するのを恥ずかしいと感じる人が多いようです。今なら認トレ®だけで改善するかもしれないのに……と困っていたところ、奥さんから電話がありました。

　「待合室の隣で行われている認トレ®教室の様子を見れば、そのうち参加してくれるかもしれないから、その時間に合わせて診察してもらえませんか」という申し出でした。

　次の診察の待ち時間に、認トレ®教室の様子を見た桜田さんは、「楽しそうだから、自分でもやってみたい」と言ってくれました。奥さんのもくろみ通り、興味を示してくれたのです。

　今ではご夫婦で毎週認トレ®教室に参加しています。MMSEは30点にまでなったので、リバーターになったと言ってもいいでしょう。社長職は退かれましたが、会社の仕事は続けており、今でも1人で海外に出かけ、商談もこなしているそうです。

　ご主人に良くなってほしいという思いで、奥さんが懸命に努力されたからこそ、桜田さんはここまで回復したのでしょう。サポートする家族の力は本当に大切だと思います。

# 3週目 18日目 知的トレーニング　遂行力

●バラバラにした漢字を組み合わせて熟語を作りましょう。

**例題**

日＋色＋糸＋京＝絶景

① 言＋立＋日＋成＋心＝□□

② 口＋票＋五＋言＋木＝□□

③ 矢＋宿＋豆＋糸＝□□

④ 糸＋女＋吉＋日＋氏＝□□

⑤ 女＋冬＋台＋糸＝□□

⑥ 糸＋大＋頁＋令＋充＝□□□

## 身体トレーニング

### 足ふみ・30から数えて3の倍数

右　左　30から1まで足ふみしながら、3の倍数で手をたたく

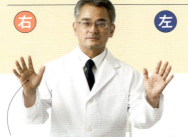

3の倍数で手をたたく

数は逆から数えると、頭が混乱します……

足ふみ

**Start**

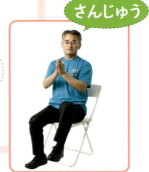

さんじゅう

足ふみしながら手をたたく

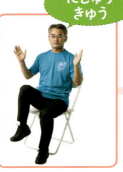

にじゅうきゅう

足ふみ

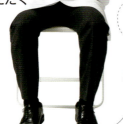

にじゅうはち

足ふみ

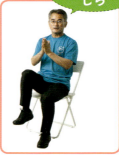

にじゅうしち

足ふみしながら手をたたく

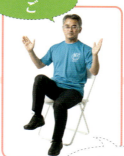

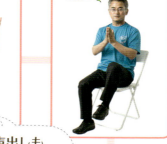

声出しも元気よく！

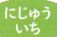

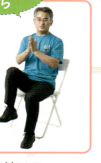

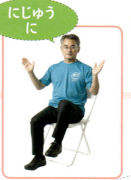

1まで続ける

手はどうなってます？

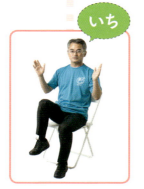

足ふみ

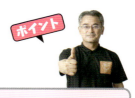

▶ 50から1まで数えたり、5の倍数で手をたたいたり、自分でアレンジしてやってみましょう

**18日目**

 ## 食事トレーニング

**ナッツ類の保存は、密封容器で万全に**

脂肪分が酸化しやすく、酸化するとビタミンEの効力を失う

 ## 生活トレーニング

**手書きによって、脳への刺激がアップ**

メールではなく手紙を書く

---

**1回目** 　月　　日　起床　　　就寝

- きのうの夕食
- 気になるニュース
- ひとこと

**2回目** 　月　　日　起床　　　就寝

- きのうの夕食
- 気になるニュース
- ひとこと

**3回目** 　月　　日　起床　　　就寝

- きのうの夕食
- 気になるニュース
- ひとこと

---

**知的トレーニング　解答**

❶ 誠意　❷ 標語　❸ 短縮
❹ 結婚　❺ 終始または始終　❻ 大統領

## 3週目 19日目 知的トレーニング　判断力

● 次のくだものの中で一番多いものを答えましょう。

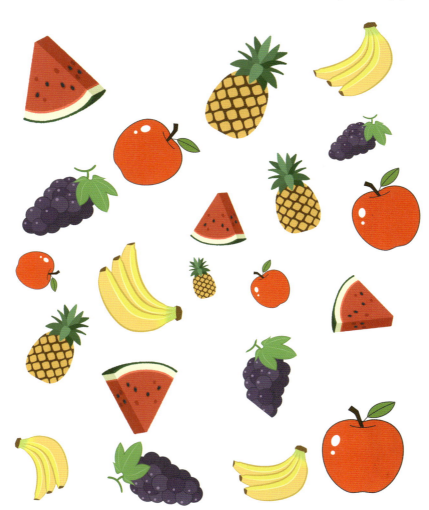

## 身体トレーニング

### 歌に合わせて・あんたがたどこさ

童謡「あんたがたどこさ」に合わせて、足ふみしながら手をたたく

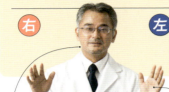

「あんたがたどこさ」を歌う

歌詞の「さ」のときに手をたたく

歌いながら体を動かすと元気がでます！

足ふみをする

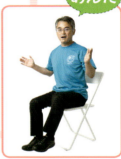

Start / あんた / 足ふみ

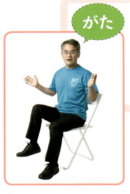

がた / 足ふみ

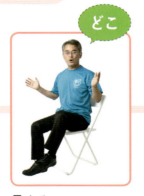

どこ / 足ふみ

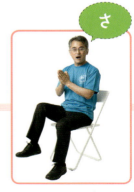

さ / 足ふみしながら手をたたく

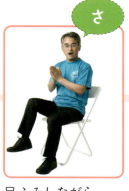

足ふみ

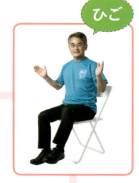

足ふみしながら手をたたく

足ふみ

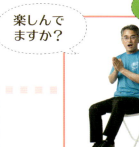

楽しんでますか？

足ふみしながら手をたたく

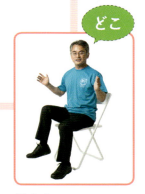

足ふみ

「くまもとさ　くまもとどこさ　せんばさ
せんばやまには　たぬきがおってさ
それをりょうしが　てっぽうでうってさ
にてさ　やいてさ　くってさ」
まで同様に続ける

> **1番の歌詞を繰り返す**
> **今度は歌詞の「さ」のときに足を上げたまま**

**あんた**

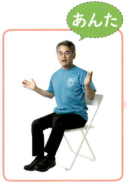

足ふみ

**がた**

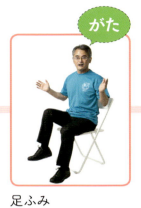

足ふみ

**どこ**

足ふみ

（足はどうですか？）　**さ**

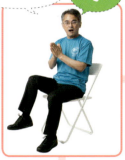

足ふみせず、
片足を上げたままで
手をたたく

**ひご**

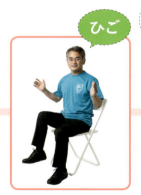

足ふみ

（足があまり上がりません……）　**さ**

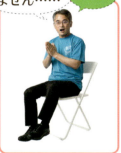

足ふみせず、
片足を上げたままで
手をたたく

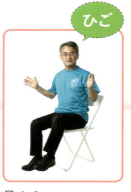
ひご

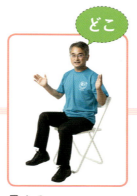
どこ

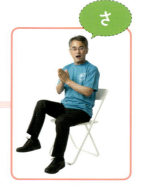
さ

足ふみ　　　　足ふみ　　　　足ふみせず、
片足を上げたままで
手をたたく。
歌の最後まで続ける

## あんたがたどこさ

あんたがたどこ(さ)　　ひご(さ)

ひごどこ(さ)　　くまもと(さ)

くまもとどこ(さ)　　せんば(さ)

せんばやまには　　たぬきがおって(さ)

それをりょうしが　　てっぽうでうって(さ)

にて(さ)　　やいて(さ)　　くって(さ)

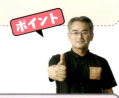

**ポイント**
▶ 体全体を動かすように意識しましょう
▶ 歌に合わせてリズムをとりながら体を動かしましょう

## 19日目

### 🍴 食事トレーニング

**りんごは、よく洗って皮ごと食す**

皮や皮の近くに食物繊維や抗酸化力の強いアントシアニンが豊富

### ⏰ 生活トレーニング

**楽しく脳を活性化**

囲碁、将棋、マージャンなどをする

---

**1回目** 　月　　日　　起床　　　就寝

- きのうの夕食
- 気になるニュース
- ひとこと

**2回目** 　月　　日　　起床　　　就寝

- きのうの夕食
- 気になるニュース
- ひとこと

**3回目** 　月　　日　　起床　　　就寝

- きのうの夕食
- 気になるニュース
- ひとこと

---

**知的トレーニング 解答**

りんご

# 3週目 20日目 知的トレーニング 計算力

● (1)タテ列 (2)ヨコ列 (3)2×2ブロックには、それぞれ1から4の数字が1つずつ入ります。□に1から4の数字を入れましょう。

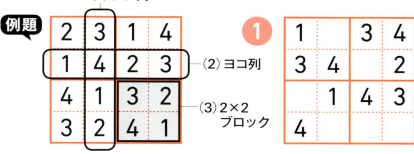

# 20日目 身体トレーニング

## 足で鏡文字（左足鏡）

鏡を見ているつもりで私と同じ動きをしてください

右足で文字を書くのと同時に、左足は左右対称になるように文字を書く

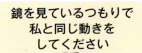

右足と左右対称の文字を書く

足を上げるのがつらい人は床に書きましょう

大きく文字を書く

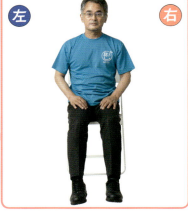

**Start**

床から足を浮かせます

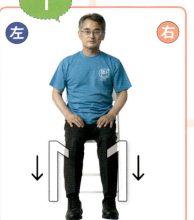

**1**

右足で「1」を書くのと同時に、左足は左右対称になるように「1」を書く

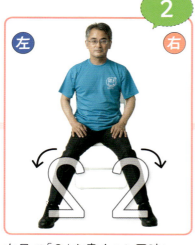

右足で「2」を書くのと同時に、左足は左右対称になるように「2」を書く

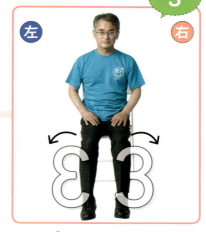

右足で「3」を書くのと同時に、左足は左右対称になるように「3」を書く。「10」まで続ける

**Start** 今度はカタカナを書く

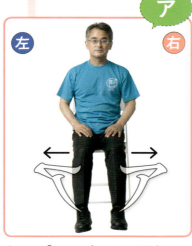

右足で「ア」を書くのと同時に、左足は左右対称になるように「ア」を書く

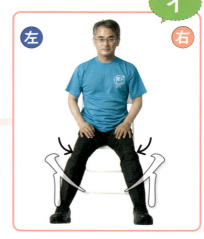

右足で「イ」を書くのと同時に、左足は左右対称になるように「イ」を書く。「オ」まで続ける

## 20日目

 **食事トレーニング**

**みそ汁の減塩とうま味アップ**

具だくさんにすると、うま味で減塩効果あり。海藻やじゃがいも、ほうれん草などカリウムを多く含む食材を入れると、塩分の排出を促す

 **生活トレーニング**

**代替品を考えて、脳の活性を促す**

いつも使う家電を使わずに家事をする

---

**1回目**　月　日　起床　　就寝

- きのうの夕食
- 気になるニュース
- ひとこと

**2回目**　月　日　起床　　就寝

- きのうの夕食
- 気になるニュース
- ひとこと

**3回目**　月　日　起床　　就寝

- きのうの夕食
- 気になるニュース
- ひとこと

## 知的トレーニング　解答

**①**
| 1 | 2 | 3 | 4 |
|---|---|---|---|
| 3 | 4 | 1 | 2 |
| 2 | 1 | 4 | 3 |
| 4 | 3 | 2 | 1 |

**②**
| 2 | 1 | 4 | 3 |
|---|---|---|---|
| 3 | 4 | 2 | 1 |
| 1 | 2 | 3 | 4 |
| 4 | 3 | 1 | 2 |

**③**
| 2 | 1 | 4 | 3 |
|---|---|---|---|
| 4 | 3 | 2 | 1 |
| 1 | 2 | 3 | 4 |
| 3 | 4 | 1 | 2 |

**④**
| 3 | 1 | 4 | 2 |
|---|---|---|---|
| 4 | 2 | 1 | 3 |
| 1 | 3 | 2 | 4 |
| 2 | 4 | 3 | 1 |

## 認トレ®教室　開催案内

### 【ひろかわクリニック教室】

京都府宇治市宇治妙楽24-1ミツダビル4Ｆ

ひろかわクリニック リハビリ室

毎週水・金曜日と第1・3土曜日／10：00～12：00

参加申込：不要

お問合せ：info@j-mci.com

### 【品川駅前教室】

東京都港区高輪3-25-27アベニュー高輪603（品川駅前MCI相談室内）

第2・4月曜日／13：30～15：00

参加申込：要（認トレ®協会　http://nin-tore.jp/）

お問合せ：info@nin-tore.jp

## 事例 4 家族のサポートがないと認知症の改善は難しい

**池下まりこさん**（仮名）**女性・72歳**（初診時70歳）

　池下さんがご主人と来院されたのは2年前のことです。

　日ごろの様子をご主人にお聞きすると、「1日中妻が私に付きまとうので、ゆっくり休むことができません」と言います。ほとんどの時間を、居間で2人だけで過ごしているそうなのですが、ご主人が台所やベランダに行くと必ず付いてくると言うのです。

　初診時のMMSEは16点で、池下さんはすでに認知症が進行した状態でした。いったん15点未満になってしまうと、そこから改善することは難しく、毎年2～3点くらいずつ下がっていくのが一般的です。

　ご主人の強いすすめで、池下さんは認トレ®教室に参加するようになりました。すでに認知機能が落ちているため、トレーニングについていくことは難しく、「できない」と泣きだすこともありましたが、通っているうちに少しずつ動けるようになり、「もしかしたらこのまま進行が止まるかも」と希望の光が見えてきたのです。

　実は、池下さんを介護しているご主人も軽度の認知症を発症していて、老老介護ならぬ認認介護の状態が続いています。普段はスーパーで総菜を買ってきて好きなものを食べ、1日中テレビを見ているので、2人とも持病の生活習慣病はなかなか改善しません。やはり、認知症改善には運動だけでなく、食事や生活全般の見直しが必要です。

　そこで、息子さんにご両親の状態を説明することにしました。ところが、息子さんは「仕事が忙しく、両親の世話はできない」との一点張り。両親の生活に積極的に関わろうとしませんでした。頼みの綱のデイサービスも続かず、根本的に生活を改善できないまま時が過ぎ、池下さんの状態は少しずつ悪化しています。

　ある程度進行してしまった認知症の患者さんにとって、やはり、家族の積極的なサポートは不可欠であり、それがないと症状の進行を食い止めることは難しいとつくづく感じました。

# 3週目 21日目 知的トレーニング　計算力

● 次の文章を読んで、問いに答えましょう。

　友人の家を電車で訪問しました。家から駅までは歩いて10分かかります。電車は11時発ですが、電車に乗る前に手土産のケーキを買うため、発車時刻の15分前に駅に着くように家を出ました。駅から友人宅の最寄りの駅までは30分かかります。
　予定通り11時発の電車に乗りましたが、トラブルがあり到着時刻が7分遅れました。駅から友人宅へは歩いて20分です。

**1**　家を出た時刻は何時何分ですか。

**2**　友人宅へは何時何分に到着しましたか。

**3**　帰りはトラブルもなく自宅の最寄りの駅で降り、駅前のスーパーで20分買い物をして19時05分に家に着きました。友人宅の最寄りの駅で電車に乗った時間は次のどれですか。

　　あ　18時5分　　い　18時10分
　　う　18時15分　　え　18時20分

認 チェック！　先週、雨は降りましたか？

# 身体トレーニング

## かかと同時トントン手つき ver.2

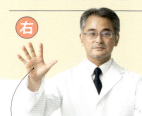

数を数えながら両足のかかとを上げ下げする。手は交互にひざをたたき、3と5の倍数では手をたたく

左右交互にひざをたたき、3と5の倍数では手をたたく

5の倍数でも手をたたきますよ

両足のかかとを上げ下げ。つま先は床につけたまま

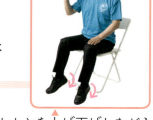

**Start / いち**

両足のかかとを上げ下げしながら、左手で左ひざをたたく

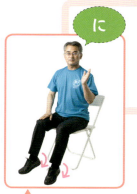

**に**

両足のかかとを上げ下げしながら、右手で右ひざをたたく

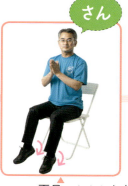

**さん**

両足のかかとを上げ下げしながら、手をたたく

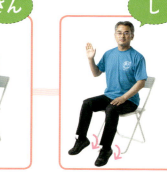

**し**

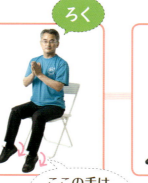
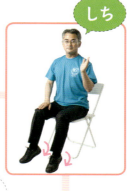

ここの手は忘れがち

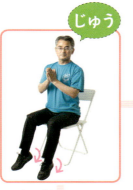
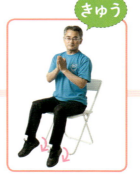
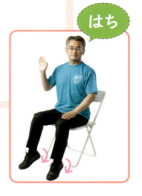

30まで続ける

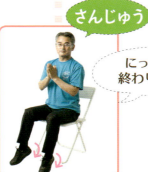

にっこりして終わりましょう

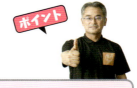

▶ 16日目の"かかと同時トントン手つき"のおさらいも忘れずに

**21日目**

 ### 食事トレーニング

**缶詰でDHA、EPAをとる**

サバやサンマなどの缶詰は脳のはたらきを活発にするDHAや、血液をサラサラにするEPAが豊富で手軽にとれる

 ### 生活トレーニング

**非日常の刺激で脳を元気に**

ゴールデンウイーク、お盆、年末年始などの計画を立てる

---

**1回目**　月　日　起床　就寝
- きのうの夕食
- 気になるニュース
- ひとこと

**2回目**　月　日　起床　就寝
- きのうの夕食
- 気になるニュース
- ひとこと

**3回目**　月　日　起床　就寝
- きのうの夕食
- 気になるニュース
- ひとこと

---

**知的トレーニング　解答**

❶ 10時35分　❷ 11時57分　❸ あ

# 4週目 22日目 知的トレーニング

**記憶力**

● 次の単語と写真を2分間で覚えて、身体トレーニングを行ったあとに、思い出して紙に文字で書き出しましょう。

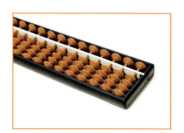

すみれ

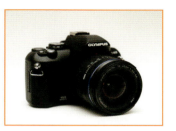

日記

ゴマ

姉妹

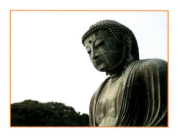

ゆうひ

うつわ

掃除

とかい

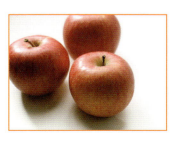

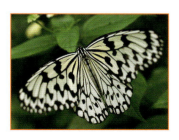

## 身体トレーニング

# 指トントン

左手と右手の同じ指同士を
トントンとくっつける

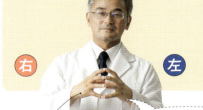

右　左

左右の同じ指同士を
つけて準備

トントンする指以外は
くっつけたままで
キープ！

**Start**

いち、に

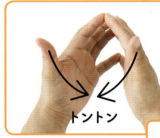

トントン

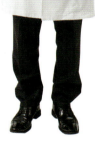

左右の親指の先を
2回ずつトントンと
くっつける

さん、し

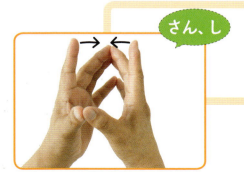

ご、ろく

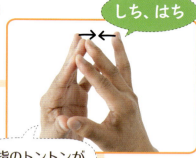
しち、はち

薬指のトントンが
最難関です

きゅう、じゅう

**別バージョン**

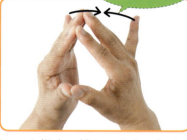

小指まで終わったら、次は小指から親指までトントン。
終了したら
別バージョンにチャレンジ！

回すときに
他の指同士が
触れたらアウト！

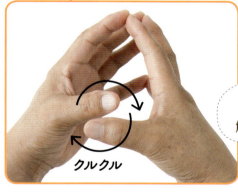
クルクル

親指同士を5回クルクル回したら
逆方向にも5回クルクル。
小指まで回したら親指まで戻る

22日目

1週目

2週目

3週目

4週目

知的トレーニング
**P149の単語と写真で覚えているものを
書き出しましょう**

## 22日目

### 🍴 食事トレーニング
**トマトは油といっしょに食す**

抗酸化作用のあるリコピンは油ととると吸収率が高まる

### ⏰ 生活トレーニング
**好奇心で脳を活性化**

近所の神社や寺に行き、その歴史（由来）を知る

---

**1回目**　　月　　日　　起床　　　　就寝

- きのうの夕食
- 気になるニュース
- ひとこと

**2回目**　　月　　日　　起床　　　　就寝

- きのうの夕食
- 気になるニュース
- ひとこと

**3回目**　　月　　日　　起床　　　　就寝

- きのうの夕食
- 気になるニュース
- ひとこと

---

### 知的トレーニング　解答と目安

そろばん／すみれ／カメラ／日記／姉妹／大仏／ゴマ／ゆうひ／うつわ／掃除／りんご／とかい／チョウ

**書き出した数**　●0〜3 がんばれ　　●4〜9 あと少し
　　　　　　　　●10〜13 すばらしい

# 4週目 23日目 — 知的トレーニング　計算力

● 隣同士の数字を足して□を埋めると、一番下の□に入る数字は何でしょう。

**例題**

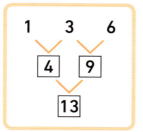

**1**

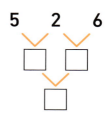

**2**

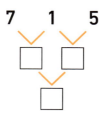

**3**

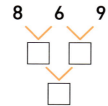

**4**

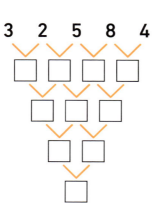

**5**

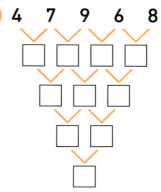

# 身体トレーニング

## つま先同時トントン手つき

**右** **左** 数を数えながらつま先を上げ下げ。
手は交互にひざをたたき、
3の倍数では手をたたく

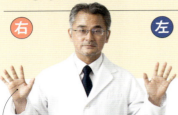

左右交互にひざをたたき、
3の倍数で手をたたく

かかとは常に
床につけたままで
お願いします

両足のつま先を
上げ下げ

つま先
トントン

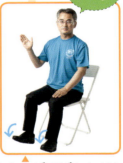

**Start** / **いち**

両足のつま先を上げ下げしながら、
左手で左ひざをたたく

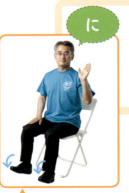

**に**

両足のつま先を上げ下げ
しながら、右手で右ひざをたたく

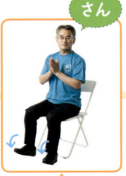

**さん** / **し**

両足のつま先を上げ下げ
しながら、同時に手をたたく

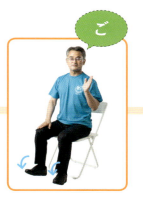
ご

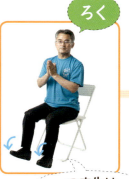
ろく

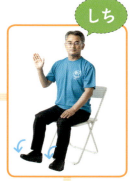
しち

つま先は
大きく動かして

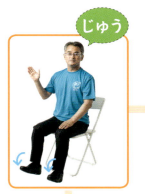
じゅう

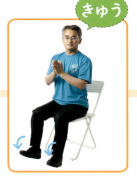
きゅう

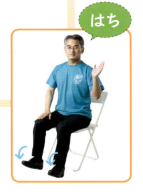
はち

30まで続ける

さんじゅう

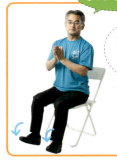

最後はつま先をトン。
手をたたいて
終わり！

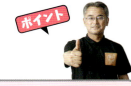

▶ つま先はしっかりと動かします
▶ 5の倍数、3と5両方の倍数でもやってみましょう

## 23日目

### 🍴 食事トレーニング

**モロヘイヤや山芋などは ネバネバ同士と食す**

血糖値の上昇を防いだり、コレステロールを排出したりするはたらきなどがアップ

### ⏰ 生活トレーニング

**ドキドキやハラハラで 脳を刺激**

映画館で映画を観る

---

**1回目**　月　日　起床　　就寝
- きのうの夕食
- 気になるニュース
- ひとこと

**2回目**　月　日　起床　　就寝
- きのうの夕食
- 気になるニュース
- ひとこと

**3回目**　月　日　起床　　就寝
- きのうの夕食
- 気になるニュース
- ひとこと

---

**知的トレーニング　解答**

❶ 15　❷ 14　❸ 29　❹ 77　❺ 118

# 4週目 24日目 知的トレーニング　判断力

● 0〜20までの数字で足りないものを答えましょう（複数）。

**1**

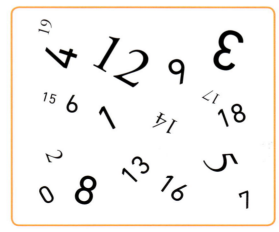

**2**

# 24日目 身体トレーニング

## 片手負け＆足勝ちじゃんけん

手と足のじゃんけん。
左手はグー、チョキ、パーで、
右手が負け、足は勝つ

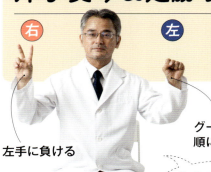

グー、チョキ、パーの順に出す

左手に負ける

左手に勝つ

うまくできると、何だか気持ちまでスッキリ！

**Start**

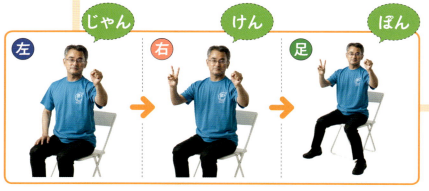

じゃん　　けん　　ぽん

左：左手はグー
右：右手が負ける
足：足は勝つ

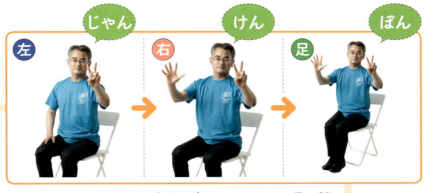

| じゃん | けん | ぽん |
| --- | --- | --- |
| 左手はチョキ | 右手が負ける | 足は勝つ |

こんがらがってます？

| ぽん | けん | じゃん |
| --- | --- | --- |
| 足は勝つ。スタートに戻って4回繰り返す | 右手が負ける | 左手はパー |

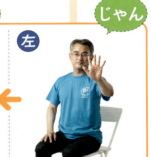

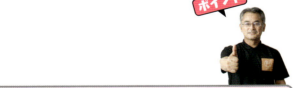

- 慣れてきたらスピードを上げてリズムよく
- 右手をグー、チョキ、パーの順に出し、左手は負け、足が勝つパターンにも挑戦しましょう
- 17日目の"片手勝ち＆足負けじゃんけん"のおさらいも忘れずに！

## 24日目

 **食事トレーニング**

**グレープフルーツは薄皮や白い筋も食す**

薄皮や白い筋には毛細血管を強化して血液の流れを良くし、高血圧や脳出血を予防するフラボノイドが豊富

 **生活トレーニング**

**慣れている道は、脳に刺激がない**

いつもの道を変えてみる

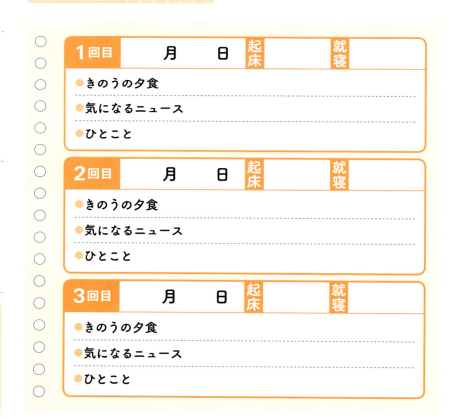

| 1回目 | 月 日 | 起床 | 就寝 |

- きのうの夕食
- 気になるニュース
- ひとこと

| 2回目 | 月 日 | 起床 | 就寝 |

- きのうの夕食
- 気になるニュース
- ひとこと

| 3回目 | 月 日 | 起床 | 就寝 |

- きのうの夕食
- 気になるニュース
- ひとこと

**知的トレーニング 解答**

❶ 13 | 16　❷ 10 | 11 | 20

# 4週目 25日目 知的トレーニング　遂行力

● バラバラになった漢字を足し引きして、漢字や熟語を完成させましょう。

**例題**

団 + 玉 − 寸 = 国

① 圧 + 子 + 日 − 土 = □

② 練 + 字 + 羽 − 東 + 白 − 糸 = □□

③ 歪 + 口 + 記 − 正 + 忍 − 己 = □□

④ 章 + 里 − 早 + 彦 + 頭 − 豆 = □□

⑤ 重 + 功 + 幾 + 木 − 工 = □□

⑥ 明 + 門 + 日 − 月 + 寺 = □□

認 チェック！　最近、いつスーパーに行きましたか？

## 身体トレーニング

### 足ふみ・3と5の倍数

右 左

1から30まで足ふみしながら、3と5の倍数で手をたたく

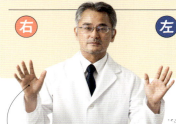

3と5の倍数のときに手をたたく

手をたたく回数が増えますよ

足ふみ

**Start**

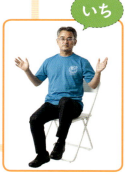
いち
足ふみ

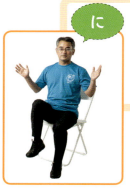
に
足ふみ

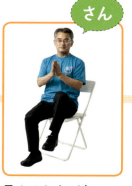
さん
足ふみしながら手をたたく

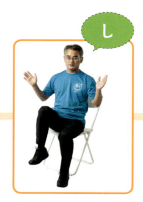
し
足ふみ

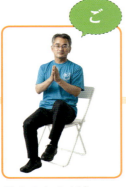
ご
足ふみしながら
手をたたく

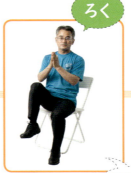
ろく
足ふみしながら
手をたたく

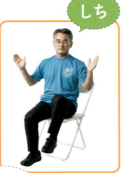
しち

ここは手を
忘れがち

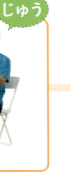
じゅう
30まで続ける

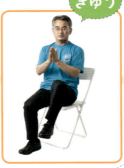
きゅう

はち

順調ですか？

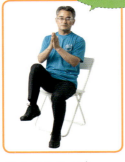
さんじゅう
足ふみしながら
手をたたく

**ポイント**
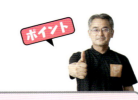

▶ 最初はゆっくり確実に
▶ 30から1まで数えるパターンもやってみましょう

## 25日目

 **食事トレーニング**

**納豆は、夜に食す**

納豆のナットウキナーゼは、血液をサラサラにする。朝方にできやすい血栓予防のためには夕飯に食べると効果的

 **生活トレーニング**

**記憶の回想で脳を活性化**

昔読んだ小説をもう一度読む

---

**1回目**　　月　　日　起床　　　就寝

- きのうの夕食
- 気になるニュース
- ひとこと

**2回目**　　月　　日　起床　　　就寝

- きのうの夕食
- 気になるニュース
- ひとこと

**3回目**　　月　　日　起床　　　就寝

- きのうの夕食
- 気になるニュース
- ひとこと

---

**知的トレーニング　解答**

❶ 厚　❷ 習字　❸ 否認または認否
❹ 童顔　❺ 動機または機動　❻ 時間

# 4週目 26日目 言語力

## 知的トレーニング

● 空欄に漢数字を入れて、ことわざ（慣用句）を完成させましょう。同じ数字には、同じ漢数字が入ります。

1. 海 (1) 山 (1)
2. (2) 十にして惑わず
3. 桃栗 (3) 年柿 (4) 年
4. (2) 面楚歌
5. (5) 階から目薬
6. 腹 (4) 分目に医者いらず
7. (6) 姫 (5) 太郎
8. (3) 人寄れば文殊の知恵
9. (6) 石 (5) 鳥
10. (1) 里の道も (6) 歩から

26日目

## 身体トレーニング

### 歌に合わせて・うさぎとかめ

右　左　童謡「うさぎとかめ」に合わせて左右交互に手を前に出す

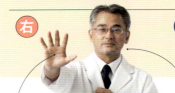

前に出す手をパー、胸の前はグーで、左右交互に繰り返す

「うさぎとかめ」を歌う

やってみると意外と面白いんですよ

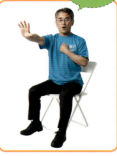

**Start　もし**

右手はパーで前に
左手はグーで胸に

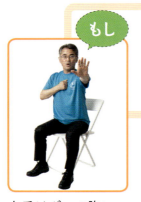

**もし**

右手はグーで胸に
左手はパーで前に

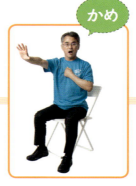

**かめ**

右手はパーで前に
左手はグーで胸に

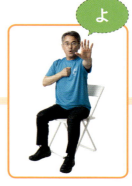

**よ**

右手はグーで胸に
左手はパーで前に

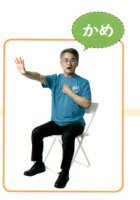 かめ

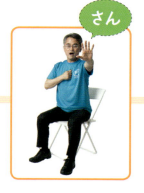 さん

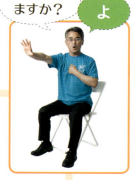 よ 楽しんでますか?

「よ〜」はのばす

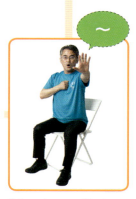 〜

「せかいのうちでおまえほど〜
あゆみののろいものはない〜
どうしてそんなにのろいのか〜♪」
と続ける

「よ〜」ののばした部分

26日目

1週目

2週目

3週目

4週目

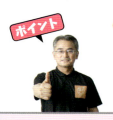 ポイント

▶ グーとパーに慣れたら、2本指や3本指などにして
アレンジしてやってみましょう

# 26日目

**歌詞の1番を繰り返すか2番を歌う**
**今度は、前に出す手をグー、胸の前をパーにする**

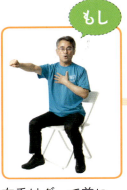

もし
右手はグーで前に
左手はパーで胸に

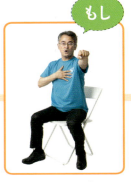

もし
右手はパーで胸に
左手はグーで前に

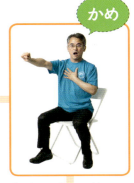

かめ
右手はグーで前に
左手はパーで胸に

よ
右手はパーで胸に
左手はグーで前に

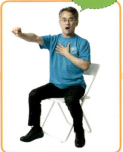

かめ
右手はグーで前に
左手はパーで胸に

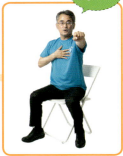

さん
右手はパーで胸に
左手はグーで前に

認 チェック！ 最近、食べた魚は何ですか？

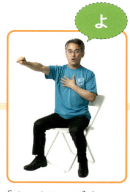
「よ〜」はのばす

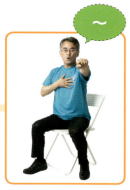
「よ〜」ののばした部分。
最後まで続ける

## うさぎとかめ

**1.**
もしもし　　かめよ　　　かめさんよ〜
せかいの　　うちで　　　おまえほど〜
あゆみの　　のろい　　　ものはない〜
どうして　　そんなに　　のろいのか〜

**2.**
なんと　　　おっしゃる　うさぎさん〜
そんなら　　おまえと　　かけくらべ〜
むこうの　　おやまの　　ふもとまで〜
どちらが　　さきに　　　かけつくか〜

**26日目**

 **食事トレーニング**

### 海藻で血圧上昇をコントロール

海藻に含まれるアルギン酸は、血圧上昇だけでなく、血糖値やコレステロールを抑えるはたらきがある

 **生活トレーニング**

### いつもと違うやり方で脳を混乱させる

利き手でない方の手で歯をみがく

---

**1回目** 　月　　日　起床　　　就寝

- きのうの夕食
- 気になるニュース
- ひとこと

**2回目** 　月　　日　起床　　　就寝

- きのうの夕食
- 気になるニュース
- ひとこと

**3回目** 　月　　日　起床　　　就寝

- きのうの夕食
- 気になるニュース
- ひとこと

---

**知的トレーニング　解答**

(1) 千　(2) 四　(3) 三　(4) 八　(5) 二　(6) 一

# 4週目 27日目 知的トレーニング 計算力

● ひらがな、カタカナ、漢数字が混じる計算式を暗算で答えましょう。

① にたすよんたすごたすろく ＝ ☐

② サンひくにたす六ひくイチ ＝ ☐

③ 七たす四ひくサンたす八 ＝ ☐

④ 五ひくいちたすハチひく七 ＝ ☐

⑤ ななひくイチたすハチひくろく ＝ ☐

⑥ さんひくイチたす六たすナナ ＝ ☐

⑦ ゴたすニたすろくたす1ひくキュウ ＝ ☐

⑧ いちたす二十ひくじゅうしちたす5 ＝ ☐

# 身体トレーニング

## 足で鏡文字（右足鏡）

鏡を見ているつもりで私と同じ動きをしてください

左足で文字を書くのと同時に、右足で左右対称になるように文字を書く

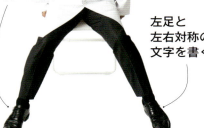

大きく文字を書く

左足と左右対称の文字を書く

イスの脇に手をつくと足を上げやすいですよ

**Start**

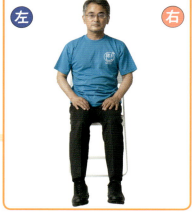

床から足を浮かせます

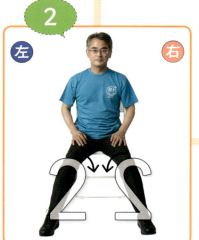

2

左足で「2」を書くのと同時に、右足は左右対称の「2」を書く

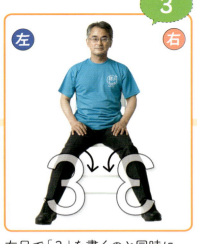

左足で「3」を書くのと同時に、右足は左右対称の「3」を書く

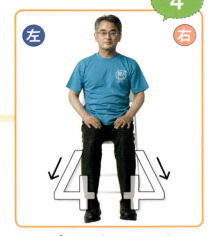

左足で「4」を書くのと同時に、右足は左右対称の「4」を書く。「10」まで続ける

**今度はアルファベットを書く**

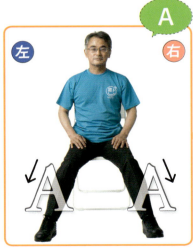

左足で「A」を書くのと同時に、右足は左右対称の「A」を書く

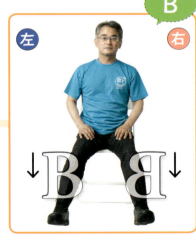

左足で「B」を書くのと同時に、右足は左右対称の「B」を書く。「E」まで続ける

**27日目**

 **食事トレーニング**

**お酒は適量を楽しむ**

アルコールは血流を促す。赤ワインに含まれるポリフェノールは動脈硬化を防ぐ

 **生活トレーニング**

**新しい刺激を受ける**

図書館や本屋で、いつもは立ち寄らないジャンルのコーナーを見る

| 1回目 | 月　　日 | 起床 | 就寝 |

- きのうの夕食
- 気になるニュース
- ひとこと

| 2回目 | 月　　日 | 起床 | 就寝 |

- きのうの夕食
- 気になるニュース
- ひとこと

| 3回目 | 月　　日 | 起床 | 就寝 |

- きのうの夕食
- 気になるニュース
- ひとこと

**知的トレーニング　解答**

❶ 17　❷ 6　❸ 16　❹ 5
❺ 8　❻ 15　❼ 5　❽ 9

# 4週目 28日目 知的トレーニング 判断力

● それぞれ異なる図形を1つ探しましょう。

**1**

あ 　い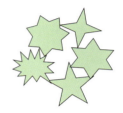

う 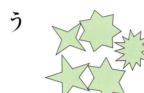　え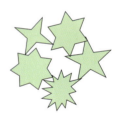

**2**

あ 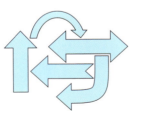　い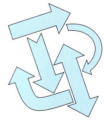

う 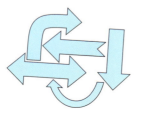　え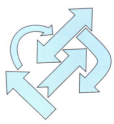

認 チェック！ おとといは、どこに出かけましたか？

# 身体トレーニング

## つま先同時トントン手つき ver.2

数えながらつま先を上げ下げ。
手は交互にひざをたたき、
3と5の倍数では手をたたく

左右交互にひざをたたき、
3と5の倍数で手をたたく

トントンシリーズ、今日で完結です！

両足のつま先を上げ下げ

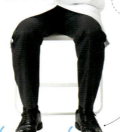

**Start**

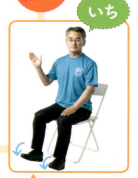

**いち**

両足のつま先を上げ下げしながら、
左手で左ひざをたたく

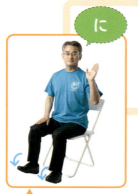

**に**

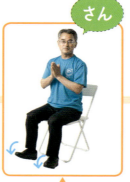

**さん**

**し**

両足のつま先を上げ下げ
しながら、右手で右ひざをたたく

両足のつま先を上げ下げ
しながら、同時に手をたたく

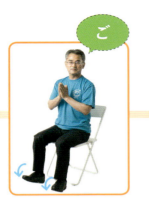
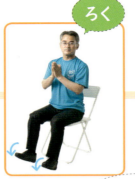
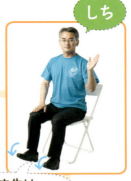

つま先は
しっかり動かして！

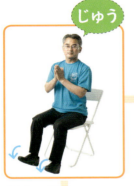
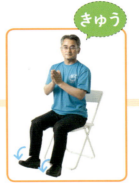
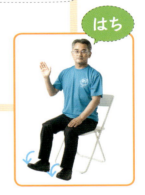

30まで続ける

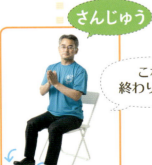

これで
終わりです！

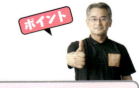

▶ 23日目の"つま先同時トントン手つき"のおさらいも忘れずに

## 28日目

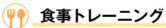 **食事トレーニング**

**煮魚は煮汁ごと食す**

煮汁に溶け出したDHA（脳のはたらきを活発にする）、EPA（血液をサラサラにする）を効率的にとる

 **生活トレーニング**

**思い出して書くことで、脳を活性化**

本を読んだり映画を観たりしたら感想を書く

### 1回目　月　日　起床　　就寝

- きのうの夕食
- 気になるニュース
- ひとこと

### 2回目　月　日　起床　　就寝

- きのうの夕食
- 気になるニュース
- ひとこと

### 3回目　月　日　起床　　就寝

- きのうの夕食
- 気になるニュース
- ひとこと

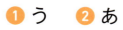

❶ う　　❷ あ

## 事例 5 認知症と診断されたが、実はうつ病だった

**横田修さん（仮名）男性・72歳（初診時70歳）**

　横田さんは会計士で、大きな事務所を自分で経営し、地元では有名な方です。優秀な会計士として長年仕事をしてきたわけですが、初めて大きなミスをしたことで「病気なのではないか」とご家族が心配し、検査をすすめたのだそうです。その結果、認知症と診断されました。

　それから半年ほど認知症の治療を受けていましたが、治療効果があまりなかったことから私のクリニックに来られたのです。横田さんを診察したところ、認知機能の低下はみられたのですが、認知症よりもうつ病の可能性が高いと感じました。うつ症状があると認知機能は大きく低下することがあるのです。

　そこで、横田さんにはまず、うつ症状を改善するための治療を受けてもらうことにしました。すると、3カ月ほどの投薬治療で症状が改善してきたのです。

　「これまでモヤモヤしていた感じがとれて、気分がとてもすっきりした」と横田さんも喜んでくれました。今後、うつ症状がさらに改善されたら、改めて認知症なのかどうかの検査を行う予定です。

　うつ病ではもの忘れや、動作が遅くなる、関心があったことに興味を失うといった症状があり、認知症と間違えられるケースは少なくありません。うつ病なのに認知症と診断されて治療を受けると、かえって悪化してしまうことが多いので注意が必要です。

　認知症の治療を受けても改善しないときは、ほかの病気の可能性を疑い、思い切って別の医師に診てもらうことも必要だと思います。

# おわりに

　「認トレ®」をやってみて、いかがでしたか？
　簡単にできるものもあれば、何度チャレンジしてもうまくできないトレーニングもあったと思います。普段の生活では、問題を解いたり、手や足を意識して動かしたりすることはあまりないと思いますから、戸惑った方もいらっしゃるかもしれませんね。
　それでも、「おわりに」を読んでいるということは、最後までトレーニングをやってくださったのでしょうから、私もうれしく思います。
　私がうれしいのは、あなたが認トレ®教室に参加してくれたことだけではありません。認トレ®を始める前のあなた（スケジュール通りなら4週間前のあなた）と、今のあなたでは、きっと違っているからです。自分では気づいていないかもしれませんが、認知症から少し遠ざかっていることでしょう。もしくは、認トレ®をしていなければ進行していた症状をくい止めたかもしれません。
　何より、認知症を予防する方法を知ったことが、以前のあなたとは違います。
　でも、安心するのは少し待ってください。この本を読み終えてトレーニングをやめてしまえば、また認知症に向かってしまうかもしれません。この本には、4週間（28日）のトレーニング×3回分のメモができますから、少なくともあと2回は繰り返してくださいね。
　脳は慣れると飽きてしまいます。長く続けるには、トレーニングを自分なりにアレンジして楽しむことです。知的トレーニン

グは、問題を作り変えるのもいいですし、身体トレーニングなら、手をたたく回数や数字を変えるだけでも脳は混乱します。

　トレーニングを日課にするのは面倒だと感じるかもしれませんが、脳を喜ばせるヒントは日常に転がっています。いつもは何となく見ているクイズ番組の問題を参加しているつもりで真剣に解く、新聞の数独やクロスワードにチャレンジする、買い物途中の公園で計算しながら、ちょっとした踏み台昇降をする……。

　身近なものをトレーニングにして、いつもの生活にほんの少し変化をつけることができれば、気づかないうちに認知症も撃退できると思います。

　「認知症は治らない。MCIなら間に合う」ということを心に留めて、これからも自分のやり方でトレーニングを続けてください。

　私は、「認知症になる人を1人でも減らす。たとえ、認知症になっても、本人、家族が笑顔で過ごし、笑顔で最期を迎えられるように手助けをすること」が自分の使命だと思っています。そのためにも、認トレ®が認知症予防の一助となるように、今後も広めていきたいと考えています。

　この本を読んでくださった方や家族のみなさんが、認知症に振り回されることなく、明るくポジティブな人生を送れますことを、心から願っています。

2018年2月
広川慶裕

## 著者紹介

### 広川慶裕（ひろかわ　よしひろ）

ひろかわクリニック院長。1955年大阪府出身。京都大学医学部卒業。麻酔科専門医・指導医として実績を積む傍ら、精神病理学に興味を持ち、精神科に転科。以降、認知症やうつ病、統合失調症などの精神疾患治療に専念。働く人のメンタヘルスにも尽力。2014年、認知症予防を専門とする「ひろかわクリニック」を開院。
著書に、『認知症予防トレーニング 認トレ 一生ボケない！38の方法』（すばる舎）、『認知症にならないクセづくり』（ワニブックス）などがある。
TBS系情報番組「サタデープラス」などにも出演。

### ●ひろかわクリニック
京都府宇治市宇治妙楽24-1ミツダビル4階
http://www.j-mci.com/
TEL：0774-22-3341
軽度認知障害MCI外来、認知症予防外来のほか、認トレ®教室（認知症予防トレーニング教室）を開催

### ●脳とこころの健康相談室（品川駅前MCI相談室）
東京都港区高輪3-25-27アベニュー高輪603号
http://www.j-mci.com/tokyo/shinagawa.html
info@j-mci.com

---

**Staff**
デザイン…鈴木美里
撮影………小野田麻里
ライター…額賀敏恵
編集………永田一周　植松美穂

参考：『カラダのなかから「きれい」をつくろう！
　　　血流サラサラ健康事典』（時事通信社）

---

## 「認トレ®」で防ぐ認知症─完全4週間メソッド

2018年3月1日　初版発行

著　者…………広川慶裕
発行者…………松永努
発行所…………株式会社時事通信出版局
発　売…………株式会社時事通信社
　　　　　　　〒104-8178　東京都中央区銀座5-15-8
　　　　　　　電話　03（5565）2155　http://book.jiji.com
印刷／製本……株式会社太平印刷社

©2018 HIROKAWA, Yoshihiro
ISBN978-4-7887-1538-7 C0077　Printed in Japan
落丁・乱丁はお取り換えいたします。